KB269318

탈모 예방과 치료, 3·6·5법칙

모발 완전정복

허창훈 · 민복기 · 김범준 지음

HAN EON

모발
완전정복

펴 냄	2007년 10월 10일 1판 1쇄 박음 | 2007년 11월 15일 1판 2쇄 펴냄
지은이	허창훈·민복기·김범준
펴낸이	김철종
펴낸곳	(주)한언
	등록번호 제1-128호 / 등록일자 1983. 9. 30
주 소	서울시 마포구 신수동 63-14 구 프라자 6층(우 121-854)
	TEL. 02-701-6616(대) / FAX. 02-701-4449
책임편집	백진이 jypek@haneon.com
디자인	임동광 dklim@haneon.com
인쇄·제본	정민인쇄·정민제본
홈페이지	www.haneon.com
e-mail	haneon@haneon.com

이 책의 무단전재 및 복제를 금합니다.
잘못 만들어진 책은 구입하신 서점에서 바꾸어 드립니다.

ISBN 978-89-5596-435-6   03510

모발
완전정복

하늘은 스스로 돕는 자를 돕는다.

To ________________

From ________________

안타까운 현실

하루에도 20~30명 정도 탈모 환자들을 접하다 보면 만감이 교차하게 된다. 30~40대의 남성형 탈모 환자의 경우에는 그래도 희망이 있지만, 10~20대의 원형 탈모 환자들을 만날 때에는 난감한 경우가 생기기도 한다.

탈모는 질병이지만 미용적인 측면에서도 관심 받는 이슈이기도 하다. 그런 이유로 인해 수많은 탈모 환자들이 문턱이 높은 병원보다는 민간요법, 모발상품, 모발관리센터 등을 더 많이 애용하고 있는 것이 현실이기도 하다. 물론 이러한 방법들이 100% 효과가 없다고 생각하지는 않는다. 단지 그렇게 치료 차원이 아닌 미용 차원의 방법을 사용한 사람들이 얼마나 효과를 보았는지, 또 효과를 본 정확한 이유를 얼마나 알고 있는지 의문이다. 같은 노력과 비용을 들여 훨씬 더 효과적인 방법들이 많이 있을 텐데 말이다.

정보의 홍수 속에 참 정보의 부재

많은 탈모 환자들, 특히 40~50대의 환자들에게 "왜 이제 오셨어요?"라고 물으면 대부분 "몰라서요." 라고 수줍게 대답하시곤 한다. 요즘처럼 수많은 정보를 인터넷과 미디어로 접할 수 있는 시대에 "몰라서요."가 말이 되는가. 요즘은 널려 있는 정보가 너무 많아서 그 중 보석과 같은 진짜 정보를 찾기가 더 어려워진 까닭이 아닐까?

사람들은 흔히 의사들이 얘기하는 딱딱한 의학용어보다는 다른 곳에서 들려오는 쉬운 용어들에 더 많은 유혹을 느낀다. 하지만 이러한 유혹에 몇 개월 또는 몇 년을 보내고 나서 꼭 후회를 한다. 그리고는 탈모를 치료할 의지를 꺾고 마는 사람들이 많다. 그러고서도 제대로 된 치료를 접하지 못했기 때문이라는 사실을 아직도 깨닫지 못하고 있다.

아직도 늦지 않았다. 지금부터 시작이다.

나는 탈모에 관해서 노벨상을 받거나 〈Nature〉, 〈Science〉등에 논문을 실을 정도로 뛰어난 학문적인 업적을 이루었다고 생각하지는 않는다. 하지만 나에게는 내가 아는 지식을 쉽게 환자들에게 설명할 능력이 있고, 또한 그럴 의무가 있다고 생각한다. 다행히 이미 지금까지 알려져 있는 대부분의 의학지식으로도 모든 탈모 환자들은 아니겠지만, 많은 환자들은 충분히 치료될 수 있다. 다만 이러한 치료가 가능하다는 사실이 널리 알려지지 않아서 많은 환자들이 엉뚱한 곳에 돈과 노력을 쏟아 붇는 것이 안타까울

따름이다.

부족하긴 하지만, 탈모에 대한 내 지식의 일부라도 정확히 전달된다면 그분들의 고통을 많은 부분 해결할 수 있으리라 확신한다. 늦었다고 생각하지 말고 지금이라도 올바른 치료를 하면 회복할 수 있다.

이 책이 탈모로 고생하고 계신 많은 분들에게 길을 비추는 등대가 되고 함께 고통을 나누는 동반자가 되었으면 한다.

더운 여름날

대표 지은이 **허 창 훈**

CONTENTS

1

당신의 머리카락을 찾아라!

1장과 2장의 이야기는 탈모로 고민이 많았던 사람들이 어떻게 치료했고, 마음의 위안을 얻었는지 알려주고 있습니다. 현재 같은 고민으로 마음 앓이를 하시는 분들이 이 글을 읽고 '치료해야겠다.'는 의지를 가지시길 바랍니다.

Chapter 1

내 인생의 시련, 탈모

47세 남성, 대구 공무원

"인생이 괴롭다고 내 몸을 혹사하면 결국 돌아오는 것은 건강하지 못한 나의 모습뿐이지요. 생활 방식과 사고방식을 조금만 바꿔도 몸은 금세 알아차리는 것 같습니다."

아무런 보람 없이 20대를 보낸 나는 30대 중반에야 정신을 차려서, 사회인으로서 무엇인가를 해야겠다고 결심했다. 그리고 주변의 권유로 공무원 시험을 봤고 당당히 합격하여 어엿한 직장인 생활을 하게 되었다. 뒤늦게 자리 잡은 직장이었기 때문에 정말 열심히 일했고 주변 사람들도 내 성실함을 인정해주었다.

그러다 좋은 반려자를 만나 결혼도 했다. 그야말로 나의 30대 인생은 황금기를 맞이한 것이나 마찬가지였다.

바쁜 공무원 생활

누가 공무원이 편한 직업이라고 했던가. 서류작업과 자료를 정리하는 것만으로도 하루는 바쁘게 돌아갔다. 하지만 정신없이 하루가 가더라도 마음은 즐거웠다. 업무 능력에 대해서도 인정을 받으며 일하니 직장 생활은 더할 나위 없이 좋았다. 그러다 아내가 임신을 했고 직장생활 때문에 힘들어하는 아내를 쉬게 했다. 나는 당연히 그래야 한다고 생각했는데, 아내는 걱정인 모양이었다. 두 사람이 벌다가 한 사람이 벌면 그만큼 타격이 있지 않을까 하고 생각하고 있었다. 그래도 나는 아이를 원했고 혼자서 번다고 당장 어려울 것 같지는 않았다. 그동안 모아 놓은 돈도 있고 나는 아직 젊기 때문에 얼마든지 감당할 수 있다고 생각했다.

그때부터는 더욱 직장 일에 박차를 가했다. 동료들은 나를 '일벌레'라고 불렀고, 후배들은 존경스럽다고 이야기했다. 상사들은 열심히 일하는 나를 주목하기 시작했다. 그 중 김 과장은 유달리 나를 칭찬하고 어디를 가나 나를 데리고 다녔다. 능력이 너무 아까운 사람이라고 얘기하면서 영향력 있는 사람들과 만나게 해주고, 때로는 자신의 개인적인 문제도 서슴없이

털어 놓기도 하였다. 그런 김 과장님은 어쩔 때는 상사가 아닌
큰 형 쯤으로 생각되기도 하였다. 그만큼 편하게 상사를 대하며
일을 할 수 있는 행운도 얻을 수 있었다.

꼬이는 인생

어느 때부터인가 술자리가 잦아지고 늦게 귀가하는 일이 많
아지자 아내는 걱정을 하기 시작했고 보약을 먹어야 하는 거 아
니냐고 심각하게 얘기했다. 비록 건장한 체구는 아니었지만 보
약을 먹으며 보충해야 할 정도로 약골은 아니었다. 왜 그러냐고
물었더니 대답하기를

"당신 베개는 3일에 한 번은 빨아야겠어요."

라고 하는 것이다. 이유인즉슨 아침에 보면 내 베개가 유난히
축축하다는 것이다. 그래서 잠을 잘 때 땀을 많이 흘리는 것 아
니냐며 걱정이 된다는 것이다. 나도 사실 이유를 몰랐다. 그다
지 더운 것은 아닌데, 워낙 땀을 많이 흘리는 체질이라 일시적
으로 그런 것이려니 생각했다. 그래서 가끔은 그럴 수도 있지,
라고 단정 지으며 더 이상 깊게 생각하지 않았다.

그런데 언제부터인가 몸이 이유 없이 피곤하고 점심 식사
후에는 꼭 조는 버릇이 생겼다. 참을성도 줄어들어 복사기에

종이가 조금만 걸려도 투덜거렸으며, 전에는 잘 하던 서류 정리도 파일을 바꾸어 꽂아놓아 엉뚱한 파일을 자료로 올리는 일이 빈번해졌다. 자동차 열쇠를 차에 꽂아 놓고 열쇠를 찾는 일도 생겼고, 조금만 더우면 기운이 빠져 축 처지기 시작했다. 그리고 가끔 머리가 지끈거리면서 두피가 화끈거리기도 했다.

그러다 내가 믿고 따르던 김 과장이 뇌물을 받았다는 사유로 공무원직을 박달당했다. 더불어 김과장과 친하게 지냈던 나는 뇌물을 준 사람도 아닌데 사람들이 이상하게 쳐다보는 것 같아 괴로웠다. 나 또한 김 과장에 대한 배신감, 서운함, 실망감 등이 복합적으로 나타나 유쾌하게 일을 할 수가 없었다. 술을 마시는 날이 더욱 늘었고, 쉬는 날에는 잠만 자고, 회사에서 있던 일을 얘기하기 좋아하던 내가 집에서 말을 별로 하지 않았다. 아내는 그런 내가 정말 이상해 보인다고 하였다. 마치 딴 사람인 것 같다고 했다. 그리고 그럴수록 내 머리 상태는 조금씩 나빠져 가고 있었던 것이다. 하지만 미처 신경 쓸 틈이 없었다.

머리가 보여준 나의 건강

40이 넘으면서 주량이나 담배가 더 많이 늘었다. 30대 때 행운은 다 어디로 갔는지 진급도 하지 못했다. 나와 같이 들어온 동료들은 그래도 한 단계씩 올라가고 있는데, 나만 제자리였다.

나는 신세한탄이 늘었고, 김 과장을 가까이 한 것도 후회했다.
아내가 아이를 낳고 나의 책임감은 더욱 막중해졌다. 당장 아내
가 복직하기도 어려웠고, 나는 모든 일이 잘 안 풀리는 상황에
서 가족을 건사하기 위해 혼자서 발버둥 쳐야 했다.

　하루는 두피가 유난히 간지럽고 화끈거렸다. 또 머리를 감아
도 시간이 조금만 지나면 이상한 냄새가 나는 것 같았다. 조금
긁으니 비듬이 많이 떨어졌다. 늦게까지 술을 마신 다음날은 세
수도 대충하고 출근하던 터라 머리를 감을 시간이 없었기 때문
에 그런 것 같았다. 그래서 머리를 한 동안은 잘 감았더니 비듬
이 좀 줄었다. 그런데 어느 날은 간지럽다 못해 따끔거리는 머
리를 긁었더니 약간 통증을 느끼면서 손톱에 피가 배어있는 것
이었다. 놀란 나는 아내에게 머리를 봐달라고 했다. 아내는 내
머리카락을 들춰보더니 기겁을 했다.

　“아니, 당신 머리가 왜 이래요?”

　정수리 부분의 머리카락은 힘없고 얇은 머리카락이 많았고,
두피는 울긋불긋 반점이 퍼져 있었으며, 내가 긁은 곳은 크고
작은 뾰루지가 한 두 개가 아니었다. 거기다 축축하니 보기에도
반질반질하게 젖어 있다는 것이었다. 무엇인가 심각해졌다는
것을 감지한 나는 병원에 달려갔다.
　진찰한 결과 지루 피부염이 심하게 진행된 상태라고 했다.

그래서 얇은 머리카락이 곧 빠지기 시작하면 탈모도 급속히 진행될 수 있는 상태라는 것이다. 원인을 알고 싶다고 했더니 의사는 이것저것 물었다. 최근에 스트레스를 받는 일이 무엇이었나, 머리는 자주 감는 편인지, 술과 담배는 얼마나 하는지, 잠은 잘 자는지, 질문들에 답을 하면서 이제껏 내 생활이 제대로인 게 없었구나 하는 생각이 들었다.

의사는 몸에 이상이 생기면 머리에서 나타난다고 설명해주면서 생활 습관을 바꿀 것을 권유하였다. 지루 피부염을 치료하는 약을 처방하기는 하겠지만 몸의 이상을 자연적으로 치유하여 몸이 건강해지지 않으면 머리 상태도 나아지지 않을 것이라고 설명하였다. 결국 내 몸은 그동안 내가 받은 스트레스와 충격, 심리적 압박을 고스란히 받아들여 여기 저기 좋지 않은 결과를 낳고 있었던 셈이다.

아내도 병원에서 받은 진단 내용을 듣더니 많이 놀랐다. 아이를 낳고 적응하느라 나한테 신경을 못 써서 그렇다며 자책까지 했다. 두피의 이상은 별 것 아닌 것이라 생각했는데, 몸에 이상이 있기 때문에 생기는 증상이고, 심해질 경우 머리가 온전치 못할 것이란 얘기를 들으니 그 어느 질병보다 끔찍했다. 결단을 해야 한다. 머리 때문에 내 몸 전부가, 내 인생 전체가 망가질 수는 없었다.

건강한 습관 기르기

　의사는 생활 습관부터 바꿔야 한다고 했고 몇 가지 방법을 알려 주었다. 일단 두피가 항상 깨끗하도록 만들어주어야 하고, 술은 치료하는 동안에는 절대 마시면 안 되며, 잠을 하루에 7~8시간은 꼭 자야 한다고 했다. 지금 머리카락이 빠지기 시작한 단계라 머리를 감을 때 머리카락이 많이 빠질 수도 있지만 개의치 말고 하루 한 번 머리감기를 게을리 하지 말라고 하였다.

　한 몇 개월 동안은 술도 못 마시고 집에 일찍 들어가야 하니 두피에 난 뾰루지보다 더 고통스러웠다. 아내는 식사도 규칙적으로 해야 한다며 아침은 무슨 일이 있어도 차려 주겠다고 약속했다. 점심식사도 대충 때우는 것이 아니라 제대로 된 식사를 하기로 했다. 고기를 좋아하던 식습관에도 변화가 생겼다. 고기를 먹을 때는 마늘과 야채를 반드시 같이 먹기로 했다. 물론 이러한 변화를 처음부터 쉽게 받아들일 수 있었던 것은 아니다. 며칠 실천하다가 효과가 없다고 생각하면 포기해버리고 다시 시도해보고 하는 일들이 반복되었다.

　그런데 신기하게도 미심쩍은 상태에서 실천에 옮긴지 6개월 정도가 지나자 내 몸에 변화가 있다는 것을 느꼈다. 일단 잠을 푹 자니 다음날 아침 개운하게 하루를 시작할 수 있었고, 컨디션이 좋으니 업무에 대한 스트레스도 덜 받을 수 있었다. 매일 머리를 감으니 머리카락이 좀 빠지기는 했어도 두피가 산뜻해지는 것을 느꼈고 붉은 반점들도 조금씩 적어졌다. 의사는 약 처방을 중지하고 지금까지 제안했던 방법들을 좀 더 실천해보길 권했다. 나 또한 기대 반 의심 반으로 습관을 바꿔보려 했는데 확실한 가능성을 확인하니 본격적으로 관리에 들어가야겠다는 생각이 들어 하나하나 꼼꼼히 실천해나갔다.

그 때 이후로 내 머리 상태뿐만 아니라 생활 자체도 변화하였다. 그리고 본격적인 실천에 들어가니 그 효과는 더 빨리 나타났다. 3년이 지난 지금은 지루 피부염이 완벽하게 치료가 되었으며 건강한 머리 상태를 유지하고 있다. 머리 관리가 제대로 되자 다른 일들도 잘 풀리는 것 같고, 주저앉았다가 다시 일어서서 인생길을 걷고 있다는 느낌이다. 습관 하나만 바꿔도 몸은 스스로 좋은 일을 하는구나 하는 깨달음이 평생 좌우명처럼 머릿속에 자리잡을 것 같다.

Chapter 2

나의 옛 모습을 찾아서!

29세, 여성, 서울 회사원

"제 젊음을 너무 믿었던 것이죠. 하지만 탈모는 나이를 따지지 않는가 봐요. 이번에 건강은 평소에 지켜야 한다는 사실을 알게 되었어요."

빠지기 시작하다

대학원 생활에 한창이던 20대 후반의 나는 아주 끔찍한 경험을 했다. 지금 와서 생각하면 사실 별 것 아닐 수 있지만 그때만 해도 큰 고민거리였고 심각했다고 고백한다. 대학원 연구실에서 밤을 새고 바쁘던 날들을 보내면서 언제부터인가 아침이면 어김없이 베개 위에 다닥다닥 붙어 있는 머리카락을 발견하게 되었던 것이다. 20대 후반의 여성으로서 겪는 탈모의 악몽은 정말 고통스러웠다.

머리숱이 많은 편은 아니었어도 빠지는 머리카락 한 가닥에 노심초사할 만큼은 아니었다. 그런데 점점 더 그 숫자가 많아지자 덜컥 겁이 나기 시작했다. 이러다가는 한 가운데 머리가 다 빠져 번쩍거리는 두피를 보이며 논문 발표를 하게 생겼다. 나는 먼저 원인이 어디서부터인가 찾기 위해 의대생인 친구에게 고민을 털어놓았다. 그랬더니 대번에 그 친구는 내가 미처 생각하지 못했던 점을 꼬집었다.

"너 머리카락이 많이 빠진다고 느낀 게 언제부터야? 기억 나?"

그렇다. 어느 순간부터인가 머리카락이 많이 빠진다고 느끼기 시작했다. 그게 언제일까? 곰곰이 따져보니 대학원에 들어와 연구를 시작한지 얼마 안 되었을 때부터였다. 매일 연구에 매달려 식사도 불규칙하고 항상 피곤을 느꼈다. 또한 앉아서만 생활하니 허리가 굵어지고 살이 찌기 시작했다. 그래서 다이어트도 시작했었다. 다이어트의 효과를 조금 볼 때는 살도 더 찌지 않고 피부도 좋아지는 느낌이 들었다. 피곤하더라도 기분은 더없이 좋았기 때문에 몸에 이상이 있다고 의심을 하지 못 했던 것이다.

그때부터 머리카락이 빠지기 시작했다. 내 이야기를 들은 친구는 음식을 잘 챙겨먹고 스트레스를 풀면 회복될 것이라고 위로해 주었다. 결국 나는 철저하게 실행해왔던 다이어트 계획을 다 포기하고 머리를 자주 묶지 않기로 했다.

이미 때는 늦었다

그러나 너무 늦게 깨달은 탓일까. 논문 심사가 6개월 앞으로 다가왔을 때 난 거울 앞에서 화들짝 놀라고 말았다. 정수리 앞부분에 100원짜리 동전 만하게 하얀 부분이 보이는 게 아닌가. 아뿔싸! 탈모는 이미 진행되고 있었던 것이다. 떨리는 마음으로 병원에 달려가 진찰을 받으니 다이어트로 인한 휴지기 탈모와 원형탈모 증상이 겹쳐 나타난다는 것이었다.

논문 작업도 만만치 않은데 머리까지 신경을 써야 한다고 생각하니 너무 속이 상하고 막막했다. 처음에는 너무 억울해서 아무 일도 손에 잡히지 않았다. 난 밤낮없이 열심히 살아온 죄밖에 없는데, 나 자신을 정말 대견하게 생각하고 뿌듯해 했었는데, 머리카락이 빠져 내 스타일을 유지할 수 없다고 생각하니 울컥 화가 치밀었다. 난 이제 겨우 20대 후반인데 어떻게 이런 일이 일어날 수 있지? 나는 거울을 볼 때마다 한숨만 나왔다. 그때부터 연구실에 갈 때마다 모자를 쓰기 시작했다. 난 정장을 잘 입고 다녔기 때문에 그런 캐주얼한 모습은 동료들에게 화제거리가 될 수밖에 없었다.

"오늘 산에 가?"

"아니, 정장 즐겨 입더니, 스타일이 바뀌었네?"

사람들의 반응 하나하나, 말 한 마디에 신경이 곤두서니 일에 집중하지 못할 지경이 되었다. 사람들과의 술자리를 좋아했었는데 나는 이제 더 이상 다른 사람들과 유쾌하게 웃고 떠들 수 없는 입장에 놓인 것이다. 멋모르고 웃는 그 사람들을 볼 때면 나의 숨겨진 고민을 모르고 저렇게 즐거워한다는 생각에 야속했고, 그 자리에 앉아 있는 자체가 고통스러울 뿐이었다.

논문 작업을 진행하는 과정에서 교수님들을 찾아뵙는 것도 민망했다. 모자를 쓰고 다니는 제자를 어떻게 보실까. 겉으로 드러내지는 않지만 얼마나 버릇없다고 생각할 것인가. 나는 솔직하게 털어놓고 싶지만 나같이 어린 여자가 탈모라고 하면 믿어주지도 않을뿐더러 핀잔을 들을 것만 같은 피해의식까지 생겼다. 그래서 가급적이면 전화로 확인 사항을 여쭙곤 했다. 물론 완벽하게 만남을 피하기란 어려운 일이었다.

길거리를 지날 때에도 사람들이 나만 쳐다보는 것 같고, 날 불쌍하게 여기는 것 같아 늘 지나다니던 길도 돌아서 가기도 했다. 심지어 점원이 알아볼 것 같아서 늘 가던 편의점도 바꾸었다.

목욕탕 가기가 무섭고 미장원은 꿈도 꿀 수 없었다. 나의 머리카락을 보여서는 안 된다는 강박관념 비슷한 것도 생겼다. 죄지은 것도 없으면서 죄인처럼 행동하게 되었다. 나는 일생일대에 가장 큰 고민을 떠안게 된 것이다. 그 고민 속에서 난 이 세상에서 제일 불행한 사람이었고, 어느 누구의 말도 위로가 되지 못했으며 오히려 상처가 되었다. 내가 망가져가고 있다고 느꼈지만 멈출 방법이 없었다.

결심과 실행

심사를 위해 심혈을 기울이던 논문 작업에도 이상이 생겼다. 심사를 얼마 남기지 않았는데 실험 결과물이 변질되어버린 것이다. 내 잘못은 아니었는데도 되는 일이 아무것도 없구나 하는 생각에 낙심하기에 이르렀다.

그러던 어느 날, 거울을 봤는데 거울 앞에는 이상한 여자가 서 있었다. 표정 없는 얼굴은 어두침침하고, 어깨는 축 쳐져 있으며, 눈에는 생기가 없었다. 그리고 모자 그늘로 인해 가려진 얼굴은 더 이상 내 얼굴이 아니었다. 더 이상 봐줄 수 없었다. 이러다가는 논문뿐만 아니라 내 인생 전부를 망칠 것만 같았다. 3개월 전에 진찰을 받았던 병원에 다시 달려갔다. 지난 3개월 동안 탈모는 더 많이 진행되어 초기를 넘어서고 있었다. 의사 선생님은 왜 그때부터 치료를 시작하지 않았냐며 적극적인 치료 방법을 권했다.

하지만 비용이 문제였다. 그리고 치료를 받는 과정에서 사회 활동을 멈추어야 할까봐 걱정이었다. 고민을 털어놓으니 의사 선생님은 당장 머리카락을 나게 하는 것보다 탈모가 더 이상 진행되지 않게 하는 것부터 시작해야 한다고 말씀하셨다. 그리고 일상생활을 유지하면서 머리카락이 빠지지 않는 환경을 유지하는 몇 가지 방법을 일러 주셨다.

일단 쓰고 있던 샴푸와 린스는 모두 버렸다. 습관적으로 손이 갈까봐 드라이어를 숨겨두었다. 헤어왁스 제품이나 스프레이 제품들도 모두 버렸다. 그리고 서점에서 탈모에 관련된 책을 사고 인터넷에서 탈모에 관한 정보들을 뒤졌다. 그리고 책과 정보를 통해 머리카락에 이로운 습관들을 실행에 옮기기 시작했다.

또한 탈모방지 전용 샴푸와 컨디셔너를 구입했다. 머리를 감을 때는 손톱으로 긁지 않고, 말릴 때는 반드시 수건으로 반 정도, 나머지 반은 자연바람에 말렸다. 수건으로 말릴 때에도 될 수 있으면 두피에 마찰을 주지 않도록 조심했고, 주로 먹는 음식도 바꾸기로 했다. 인스턴트식품은 피하고 귀찮더라도 직접 요리를 해먹기로 했다. 커피를 끊고 대신 녹차를 마셨다. 녹차에 들어 있는 항산화 성분이 머리가 빠지는 것을 방지한다는 기사를 보았기 때문이다.

그리고 나 스스로 스트레스를 덜 받는 방법을 찾기 시작했다. 논문 심사 과정에서 생긴 문제점들을 피하지 않고 직접 부딪히기로 했다. 나 혼자서 끙끙거리고 고민하는 일을 줄었고 주위에 도움을 청했다. 난 원래 자존심이 강했기 때문에 누구에게 부탁을 하는 일은 굉장한 변화였다. 그렇게 하니 엄청 복잡하게 보이던 문제들도 엉켜있던 실타래가 풀리듯 하나하나 해결되어갔다.

탈모 자체도 엄청난 스트레스였다. 빠지는 머리카락을 셀 때마다 그 날 하루의 기분이 좌지우지되곤 했다. 그래서 이것도 극복하기로 했다. 내가 겪는 탈모는 다른 사람에게 죄를 짓는 일이 아니므로 당당하지 못할 이유가 없다. 오히려 나 자신의 고민을 나누어 줄 도우미가 필요한 때였다. 나는 탈모 증상을 더 이상 숨기지 않기로 하고 대학원 동료들과 친구들, 심지어 교수님께도 이 사실을 알렸다. 그동안은 창피하고 수치스럽고 자존심이 상하는 일이어서 얘기하지 못했는데, 솔직하게 밝히고 나니 마음이 편하고 홀가분했다. 또한 사람들의 반응도 의외였다. 내 탈모에 대해 알게 된 사람들은 좋은 병원을 알아봐 주겠다, 머리카락에는 이런 게 좋다더라, 하면서 나에게 도움을 주고자 했다. 그때서야 나 혼자 고민하고 걱정한 것이 얼마나 어리석은 짓이었는지 깨달았다.

다른 목표가 생기다

그렇게 습관을 바꾼 지 6개월, 연구실에서 한 동료가 들뜬 목소리로 말했다.

"희상 씨, 머리카락이 다시 나나봐."

정말이었다. 습관을 바꾸고 나서 나의 머리카락은 덜 빠지기 시작했고, 동전 크기의 원형 탈모가 회복되고 있었다. 그리고 가늘던 머리카락에 힘이 생기는 것을 느꼈다. 게다가 두피도 산뜻하고 가벼운 느낌이었다. 머리카락에 희망이 생기니 다른 일들도 잘 풀리는 느낌이었다. 1년 동안 논문을 끝내고 무사히 학위를 받았으며, 원하는 직장에 취직도 했다. 또한 좋은 사람을 만나 즐거운 날들을 보내고 있다.

1년 전에 나 같으면 꿈도 꾸지 못할 일이다. 물론 지금도 탈모를 안심할 단계는 아니지만 점점 나아지고 있어서 다행이다. 어쩌면 나에게 닥쳤던 탈모라는 공포는 내 스스로 고통을 극복하는 시험이었던 것 같다. 오히려 이 일을 통해 난 내 삶에 대한 자신감을 얻었다. 앞으로는 머리카락에 좀 더 관심을 가지려고 한다. 탈모증을 앓기 전보다 머리를 더 건강하게 만들고 싶다는 목표를 새롭게 설정했다.

그리고 한 번 고통을 겪고 어렵게 그 고통을 극복한 만큼 똑같은 시행착오는 하지 않으리라 결심했다. 또한 건강은 어느 누구도 자신할 수 없다는 것, 건강한 습관만이 내 몸의 건강을 지킬 수 있는 해법임을 새삼 깨달았다.

Chapter 3

머리카락이 풍성한 내 모습을 그려 보자!

　사람들은 흔히 거울을 볼 때 자신의 눈높이만큼만 바라보곤 한다. 사람의 눈이 머리 뒤나 방 천장에 달려 있는 것은 아니므로 자신의 몸 전체를 관망할 수는 없다. 그래서 자신 몸의 구석구석을 바라볼 기회는 흔하지 않다. 오히려 자신이 보지 못하는 부분의 이상한 점은 자신보다 다른 사람이 더 잘 볼 수 있다. 그래서 간혹 다른 사람의 입을 통해서 내 몸이 이상하다는 사실을 깨닫곤 한다.

　미용실에서 머리를 감겨주던 보조원이 놀란다.

　"어머, 손님. 여기 머리카락이 없어요!"

머리의 제일 중앙부를 손가락으로 누르면서 당황해하는 보조원을 볼 때, 사실은 내가 더 민망하다. 그 날은 집에 돌아가자마자 거울을 이리저리 비추며 그동안 몰랐던 내 머리카락과 두피의 세계를 탐험한다. 그리고 한숨을 쉬고 생각한다. 머리카락 수가 별로 없구나!

하지만 다음 날 아침, 나는 그 사실을 까마득하게 잊어버린다. 왜? 아침에 거울에 비치는 모습은 내 얼굴과 많아봤자 옆모습 정도니까. 이런 정도라면 아직 자신의 증상에 대해 심각성을 알 수 없다는 이야기다.

내 몸은 내가 제일 잘 알고 있어야 하는 것이 당연하다. 그러나 대부분 사람들이 자신의 몸에 대해 아는 바가 별로 없다. 사람들은 자신이 참기 어려운 고통이 엄습해 올 때에야 비로소 '내 몸에 이상이 있구나!' 하고 그때부터 자신의 몸에 관심을 가지기 시작한다. 그런데 어떤 사람들은 그 관심조차 가지지 않는 경우도 있다. 왜일까? 고쳐야 한다는 의지가 부족하기 때문이다. 내 몸에 관심을 가지고 고쳐야겠다는 의지를 확인했을 때 비로소 변하고자 하는 욕구가 생기게 되는 것이다.

일단 욕구가 생겼으면 그 욕구를 만족시키기 위해 다음 단계로 넘어간다. 욕구라는 것은 일시적인 것이어서 조금만 만족되면 사라지게 마련이다. 이런 욕구를 샘솟듯 항상 가지고 있으려면 내가 변하고자 하는 이유가 필요하다. 그것은 변화의 동기가 된다.

변화를 결심한 이유를 찾아라!

내 몸의 무엇인가가 부족해 보이는데 원인을 찾지 못하고 있는가? 그렇다면 자신의 몸에서 이때까지 살피지 못했던 부분을 찾아보라. 거기에 해답이 있다. 이제 그 부분을 바꾸기만 하면, 치료하기만 하면, 다듬기만 하면 당신 자체가 달라 보일 수 있다고 생각하라. 충분한 이유가 되지 않겠는가? 변화를 결심하는 이유를 다음 질문에 답하여 찾도록 하자!

현재 내가 스스로 가장 불만인 부분은 어떤 것인가?

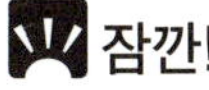 잠깐!

이유를 찾는 질문

- 거울을 바라보자! 자신의 모습이 어떠한가? 만족하는가?
- 스스로 자신 있고, 열정이 있으며, 의지가 강하다고 느끼는가?
- 자신의 생활을 돌아볼 때, 육체적으로나 정신적으로나 건강한 생활을 하고 있다고 생각하는가?
- 지금보다 10년은 더 젊어 보이고 싶지 않은가?
- 보다 밝은 미래를 창조하고 싶은가?

이런 문제들에 대한 대답을 하게 되면 변화를 결심한 이유가 분명히 드러날 것이다. 이유가 분명해지면 써서 확인하라! 쓰면 반드시 이루어진다!

큼직하게 침대 머리맡에, 책상 위에, 거울 옆에 붙여 놓고 수시로 읽어라! 이 이유가 당신이 결심한 여정을 가는 동안 길을 인도하는 나침반이 되어줄 것이다.

미래를 내다보자!

사람은 보통 현재나 미래보다 과거를 더 많이 떠올린다. 괴로운 현재나 불투명한 미래보다는 이미 결론이 나 있는 과거가 훨씬 생각하기 쉽고 받아들이기 편한 사실이 아닐까. 상상력이 부족하거나 오늘에만 매달린 사람은 미래를 생각하기 힘들다.

하지만 현재를 판단할 때 과거뿐만 아니라 미래 또한 생각하지 않을 수 없다. 왜냐하면 과거, 현재, 미래가 동일한 선상에 놓여 있기 때문이다. 과거의 '나'는 지금의 '나'를 만들었고, 지금의 '나'는 내일의 '나'에게 과거가 되어줄 것이다. 내일의 '나'가 오늘의 '나'보다 발전한 것이 없다면 오늘이나 내일, 어제나 오늘이 모두 변함없을 것이다. 하지만 우리는 변화를 원하고 있지 않은가? 그렇다면 이제는 생각을 바꿀 때이다.

결심이 섰다면 이제부터 자신의 미래를 상상해 보자! 어떤 모습이 떠오르는가? 한 폭의 그림처럼 선명하게 보이는가? 아닐 것이다. 무조건 떠올린 미래는 실루엣만 겨우 보이거나 암흑천지거나 아무 것도 없는 백지일 수도 있다. 그 이유는 자신의 현재가 구체적이지 못하기 때문이다.

변해야 한다는 사실은 안다. 하지만 '어떤 모습으로 변할 것인가'를 정하였는가? 변하고 싶은 욕구를 가지고 있다. 하지만 '어떤 방법으로 변할 것인가'를 고민했는가? 이제 현재를 객관적으로 판단하고 평가하여 현실 가능한 계획을 세울 시간이다.

잠깐!

미래를 내다보는 방법

- 현재를 정확하고 솔직하고 객관적으로 파악한다.
- 판단하거나 계획한 결과는 정확한 수치로 표현한다.
- 실현 가능한 일정과 목표를 설정한다.
- 미래의 원하는 모습을 구체적인 글로 표현한다.

행동 유형을 바꾸자!

이제 당신은 변화를 결심했고, 변화된 자신의 모습을 상상해 봤으니 계획과 전략을 기반으로 실천하는 일만 남았다. 그런데 결심하고 계획하는 일만큼 힘든 일이 실천하는 일이다. 실천에는 의지와 신념이 뒤따라야 하는데, 의지와 신념을 유지하기가 무척 힘들기 때문이다. 또 다른 이유는 자신의 몸에 배인 습관 때문이다.

사람들은 각자 자신이 익숙한 행동 유형이 있다. 생각의 과정을 거치지 않고 무의식적으로 나오는 행동들, 식사를 할 때, 다른 사람들과 이야기를 할 때, 일을 할 때 말 그대로 습관적으로 하는 행동들, 말들 중에는 버려야 할 것들이 많다. 당신이 가진 습관 중에는 변화를 꾀하는 당신의 결심과 전략에 어울리지 않는 것들도 있기 때문이다.

살을 빼야 한다면 폭식하는 습관을 버려야 할 것이고, 눈이 더 나빠지지 않으려면 텔레비전 보는 시간을 줄여야 할 것이다. 말실수를 잘 한다면 생각 없이 말하는 습관을 없애야 하고, 아침에 일찍 일어나고 싶다면 밤에 늦게 자는 습관을 바꿔야 할 것이다. 머리카락이 잘 빠진다면? 당연히 머리카락이 잘 빠지는 원인을 찾아 그 원인을 제거할 수 있도록 습관을 바꿔야 하겠다.

하지만 세 살 버릇 여든 간다는 습관을 어떻게 단숨에 바꾸겠는가? 습관들을 들인 과정이 있는 것처럼 습관을 바꾸는 데도 과정이 필요하다.

당신이 꿈꾸는 미래의 모습으로 변화하기 위해서는 당신이 가진 버려야 할 행동 유형과 새로 길들여야 할 행동 유형을 알아내는 것이 중요하다. 그리고 새로 익힐 행동 유형에 대해 될 수 있는 한 많은 관심을 기울여야 한다. 그래서 새로운 행동 유형이 버려야 할 행동 유형을 몰아내도록 해야 한다. 목표 달성에 도움이 되는 새로운 행동 유형을 알아냈다면 새로운 지식을 가지고 응용하기만 하면 된다.

잠깐!

탈모를 극복하기

1. 변화를 결심한다.
2. 변화하고자 하는 이유를 파악한 후 기록한다.
3. 미래의 비전을 가진다.
4. 계획을 세운다.
5. 목표 달성에 방해가 되는 행동 유형과 도움이 되는 행동 유형을 찾아낸다.
6. 실천한다.

아는 만큼 행동하는 것은 쉽지 않은 일이다. 탈모를 극복하기 위해 새로운 행동 유형을 응용하기에 성공하려면 처음에 가졌던 벅찬 의지를 항상 마음 속에 새겨야 한다. 자신과 타협하여 자기 정당화에 빠지지 않기를 바란다. 당신의 결심에 가장 위협적인 것은 다른 사람이나 환경이 아닌 바로 당신 자신이다.

2

탈모 완전정복을 위한 준비

훈태 씨(31세, 남)는 일요일에 친구들을 만났다. 술을 몇 잔 마시다 취한 상태로 집에 도착하여 쓰러지듯 잠에 곯아 떨어졌다. 월요일 아침, 잠에서 깨어 몽롱한 정신에 가까스로 세수를 하고 다시 방에 들어가 침대를 정리하는데 문득 베개 위에 흩어져 있는 몇 가닥의 머리카락을 발견했다. 대수롭지 않게 생각하려 했는데 아뿔싸, 자세히 보니 베개 말고도 베개 주위에까지 머리카락이 무수히 흩어져 있는 게 아닌가! 훈태 씨는 다급히 거울로 다가가 머리를 살펴보았다. 몇 달 전에도 이런 일이 있었는데, 오늘은 머리에 빈자리가 더 많이 보이는 듯하여 마음이 울적해졌다. '아니, 내가 무슨 털갈이하는 강아지야?'

강아지는 주기적으로 털갈이를 한다. 강아지뿐만 아니라 많은 포유류 동물들이 털갈이를 한다. 애완견을 키우는 사람들은 그럴 때마다 강아지에서 빠진 털 때문에 고생을 한다. 물론 훈태 씨는 강아지가 아니다. 하지만 사람의 몸에 난 털도 태어나고 자라며 죽는 과정을 거치며, 털이 죽으면 몸에서 빠져나가게 되어 있다.

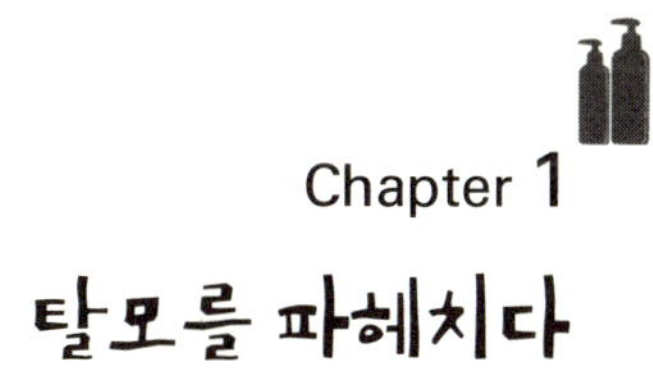

Chapter 1

탈모를 파헤치다

우리 몸에서 여러 가지 기능을 하는 털

사실 우리 몸에 털이 나지 않은 곳이 거의 없다. 입술이나 손바닥, 발바닥, 성기의 일부분을 제외하고 사람의 피부는 약 500만 개의 털로 덮여 있다. 이렇게 많은 털들은 각기 제 기능을 가지고 있는데, 겨드랑이 털이나 성기에 난 털처럼 음부를 보호하는 털(음모)도 있고, 코털이나 속눈썹 같이 먼지를 걸러주는 필터 기능의 털도 있으며, 심지어 두개골 속의 뇌를 보호하기 위한 털도 있다.

　원시시대 인간의 몸은 긴 털로 덮여 있었다. 그 털은 외부의 물리적인 자극으로부터 몸을 보호해 주는 역할을 했다. 그러다가 사람들이 옷을 입게 되자 털의 길이가 점점 짧아져 털이 할 수 있는 일이 줄어든 듯하다. 그렇지만 아직도 털은 피부를 보호하고 피부의 기능을 어느 정도 보완해 주고 있다. 사람 몸에 난 털 중, 머리카락은 외부의 자극이나 자외선, 충격으로부터 뇌를 보호하는 일을 하고 있으며, 눈썹은 땀이나 먼지가 눈에 들어가지 않도록 막아준다. 속눈썹은 먼지, 벌레 등의 이물질로부터 눈을 보호해 주며, 코털은 먼지가 코 속으로 들어가는 것을 막는 동시에 숨을 쉴 때 따뜻한 공기가 코 속으로 들어가도록 도와준다. 음모는 성기를 보호하는 역할을 하며, 피부에 난 미세한 털들은 피부와 옷이 마찰하지 못하도록 하여 피부를 보호한다.

　동물과 곤충의 경우 털을 이용해 외부의 자극을 느끼는 능력이 매우 발달하여 위험한 상황을 미리 알고 자신의 몸을 보호할 수 있다. 그런데 사람의 털은 퇴화되어 가는 과정이므로 외부의 자극을 느끼는 데 동물 만큼 민감하지 못하다. 단 머리카락은 다른 털보다 길고 두껍기 때문에 어떤 물체가 닿는 것을 느끼기 쉽고 외부의 충격을 완화시켜 줄 수 있다.

Q : 머리가 빠지는 것을 모두 대머리라고 하는가?

A : 아니다. 일정한 모양을 보이면서 빠지는 것을 대머리라고
한다. 남자들은 대개 M자 형으로 탈모가 되기 시작하여 7단
계의 탈모 과정을 겪으며, 여자들은 앞머리선을 유지한 채
로 정수리 부분만 빠진다.

머리카락이 하는 일

뇌를 보호하는 기능—사람의 머리카락 수는 약 10만 가닥이다.
이렇게 엄청난 양의 머리카락은 오로지 머리를 감싸고 있다. 정
확히 말하면 머리카락은 뇌를 보호하는 두개골을 감싸고 있어서
충격을 완화시켜 두개골을 보호함으로써 궁극적으로 뇌를 보
호하고 있다. 머리카락을 모두 묶으면 굵은 밧줄과 맞먹는 힘을
가진다고 한다. 또한 머리카락은 한 올 한 올 사이에 공기를 머
금고 있어서 여름에는 직사광선을 차단시켜주고, 겨울에는 두
피의 온도가 갑자기 내려가지 않도록 조절해 주는 온도조절 장
치의 역할을 한다. 즉, 외부의 급격한 온도 변화에도 뇌가 견딜
수 있도록 도움을 주고 있다.

감각기관으로서의 기능—모근의 지방선과 입모근의 약간 얇은 부분에 지각신경이 방사상으로 분포되어 작은 자극에도 반응하게 된다.

아름다움과 개성 표현의 기능—여성이든 남성이든 머리 모양은 자신의 아름다움과 개성을 나타내는 방법 중에 하나다. 여성은 발랄하거나 우아한 이미지를, 남성은 젊음과 용기와 지성을 자유롭게 연출할 수 있다. 이러한 이유 때문에 '탈모'는 모든 현대인에게 고민거리가 아닐 수 없다.

머리카락의 탄생과 죽음

털은 케라틴*keratin*이라고 불리는 단백질 성분으로 이루어져 있다. 20종류의 아미노산이 결합되어 만들어진 단백질인 케라틴은 피부를 이루는 부드러운 케라틴(soft keratin)과 손톱, 발톱을 만드는 딱딱한 케라틴(hard keratin)으로 구분된다. 결국 사람의 몸이 외부와 닿는 표면은 모두 케라틴으로 이루어져 있다고 생각하면 된다. 머리카락도 피부와 같이 케라틴으로 구성되어 있는데, 피부는 부드러운 케라틴이고 머리카락은 딱딱한 케라틴이라는 점이 다르다.

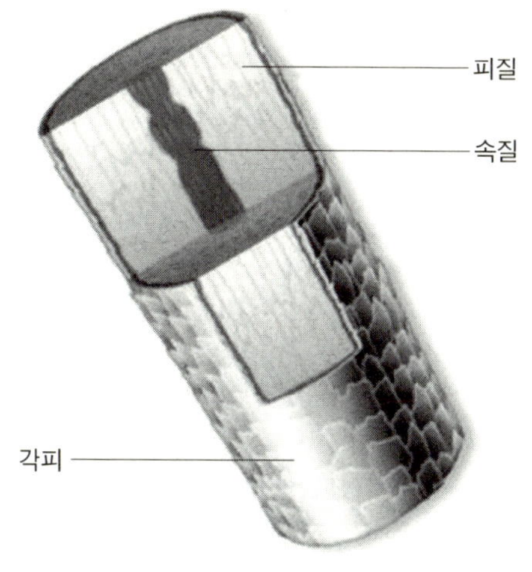

머리카락의 구조

모낭은 머리카락의 자궁 – 머리카락은 머리 피부의 가장 바깥쪽 층을 구성하는 '표피'가 마치 모래시계의 모래가 미세한 구멍으로 빨려 들어가듯 함입되어 '모낭'이 만들어지면서 탄생한다. 모낭이 만들어지면 모낭의 아랫부분에서 딱딱한 단백질을 만들어 머리카락이 자라게 된다. 사람의 머리카락은 이미 엄마의 뱃속에서 만들어지며 단지 표피를 뚫고 나오지 않았을 뿐 태어나서 만들어지는 머리카락은 없다. 모낭은 '털주머니'라는 뜻이다. 말 그대로 머리카락이 탄생하는 모낭은 머리카락을 담고 있는데, 이 주머니는 머리카락이 자라는 데 필요한 영양분을 공급하는 모세혈관을 감싸 안고 있기도 하다.

모낭의 뿌리 부분을 '모구'라고 하는데, 모구는 머리카락의 성장을 조절하는 사령부 역할을 하는 '모유두' 를 가지고 있다. 모유두가 조절하는 대로 '모기질' 에서 세포분열이 일어나며 머리카락을 탄생시킨다.

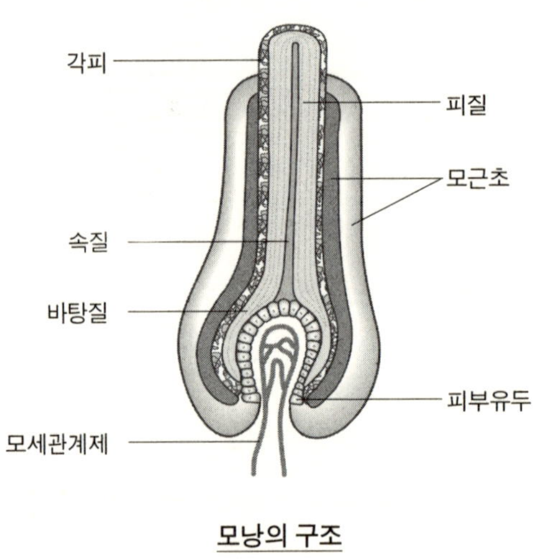

모낭의 구조

머리카락의 성장과 죽음 – 모공 하나에는 적어도 한 개에서 많게는 네 개까지 모발이 뭉쳐서 자라는데 이를 '모낭단위' 라고 한다. 모낭단위는 주기적으로 탄생하여 자라고 죽는다. 이를 모주기(hair cycle)라고 한다. 머리카락마다 모주기가 약간 다르기는 하지만 보통은 3~8년의 긴 성장기와 3주 정도의 퇴행기 그리고 3개월 동안의 휴지기로 구성되어 있다. 만약 한 사람의 머리카락이 모두 같은 모주기를 겪고 있다면 3년이나 5년마다 대머리가

되었다가, 다시 풍성한 머리카락으로 바뀌게 되어 마치 동물의
털갈이와 같이 보이게 될지도 모른다.

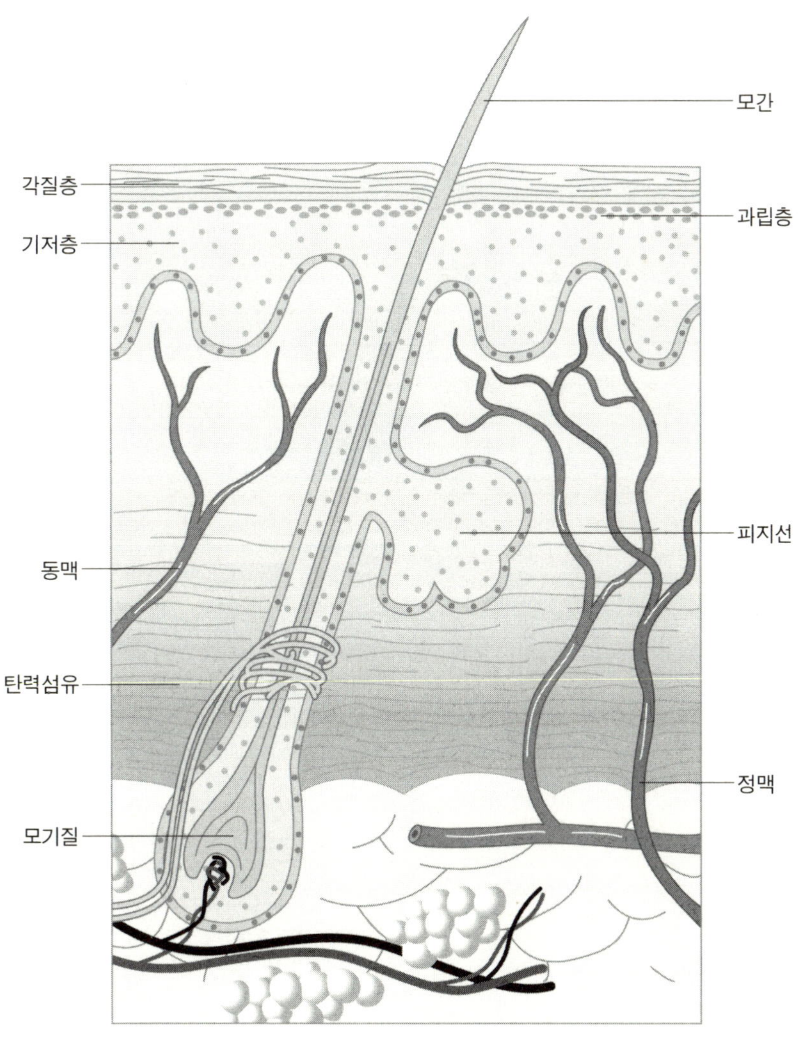

머리카락의 해부학 구조

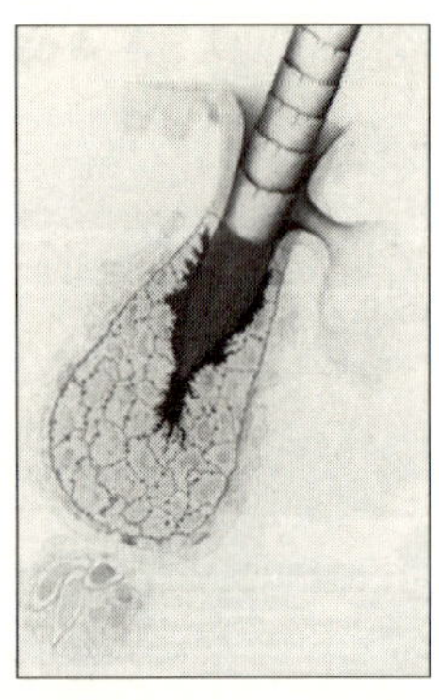

성장기 머리 표피에서 머리카락 생성세포가 자주 분열을 일으킨다. 이 단계는 3~8년간 지속된다.

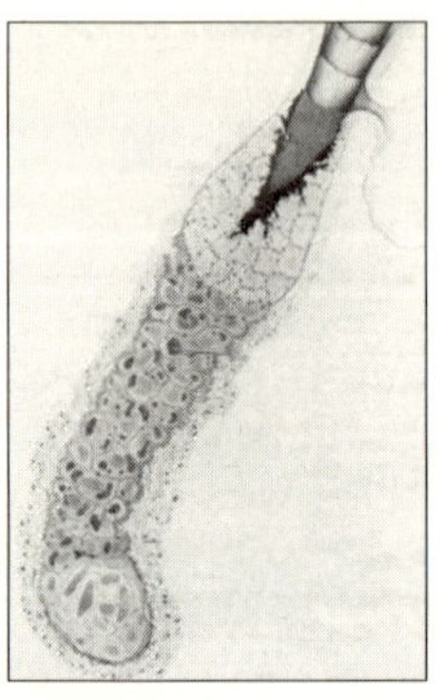

퇴행기 머리카락 생성 세포가 천천히 세포 분열을 멈춘다. 모낭도 길이가 1/3로 줄어들고 모발을 밀어내며 바깥쪽으로 이동한다. 이 단계는 약 2~3주 정도 걸린다.

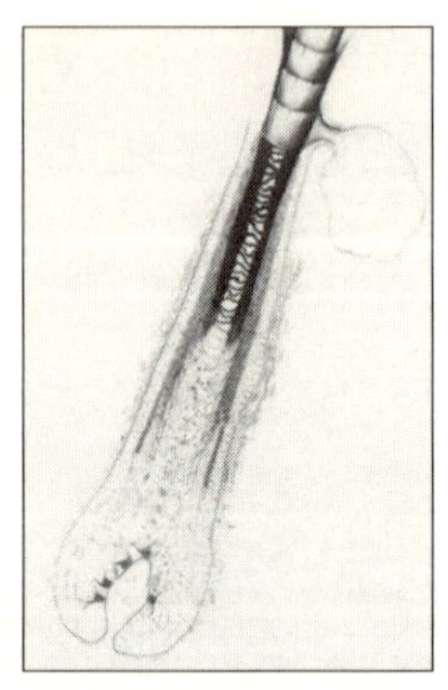

휴지기 모발이 떨어져 나간다. 모낭이 피부 속으로 깊이 움츠려든다. 이 단계는 약 3~4개월 지속된다.

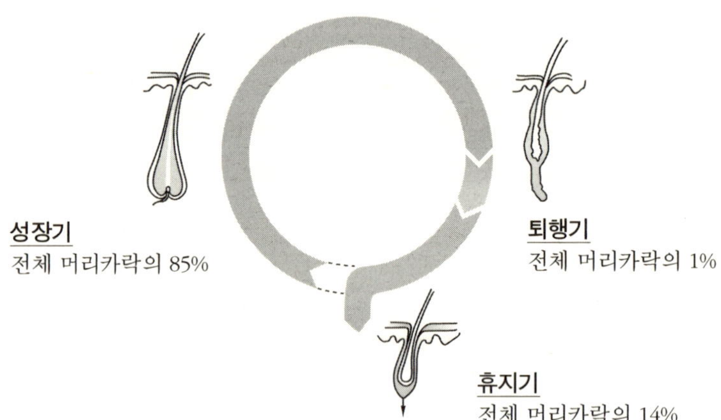

모주기 모든 머리카락이 동시에 태어나고 동시에 죽는 것이 아니다. 현재 머리 표피에 나 있는 머리카락의 85%만이 성장하고 있는 머리카락이고 나머지는 퇴행기나 휴지기 단계에 있는 머리카락이다.

진정 탈모란 무엇인가

모든 탈모가 치료를 받아야 하는 증상은 아니다. 정상적인 모주기를 거쳐 퇴행기에 있는 머리카락은 정상적으로 '탈모'가 된다. 정상적인 탈모는 하루에 머리카락이 80가닥 내외로 빠지는 것을 말하는데, 자신도 모르게 빠지는 경우가 대부분이다. 하루에 빠지는 머리카락을 50가닥 정도 발견했다면 별로 걱정할 필요가 없다. 그것은 정상적인 탈모 현상이기 때문이다. 물론 개개인의 머리카락 상태는 다르므로 적어도 3일 이상 빠지는 머리카락 수를 세어 평균을 내어보는 것이 보다 정확하다.

사람들이 심각하게 받아들이는 탈모 현상은 '비정상적인' 탈모다. 일반적으로 하루에 머리카락이 100가닥에서 120가닥 이상 빠지면 '비정상적인' 탈모를 의심할 수 있다. 120가닥에서 150가닥 발견된다면 병원에서 치료를 받아야 하는 병적인 '탈모'로 봐야 한다.

그런데 탈모 증상을 호소하는 경우를 보면 대부분 주관적인 견해일 경우가 많다. 빠지는 머리카락의 수를 세어 보지 않거나, 머리 모양을 관찰하지 않고, 병적인 증상이 없는데도 추측만으로 탈모가 일어났다고 호소하는 환자들이 많다. 그런 경우는 머리카락이 가늘어져 있거나 쉽게 부러지도록 약해져 있을 뿐 탈모는 아니다. 문득 탈모가 의심된다면 의식적으로 머리카락의 상태를 정확하게 관찰하고 파악하는 것이 중요하다.

잠깐!

나이에 따른 탈모

사람의 모낭은 건전지와 같아서 일정한 수명이 있다. 그래서 나이가 들어감에 따라 정상적인 경우에도 탈모가 일어난다. 15~30세 사이에는 머리카락이 잘 자라다가 50세 이상이 되면 정상적인 경우에도 탈모가 일어나기 시작하며 70세 이후에는 급속도로 머리카락이 많이 빠지게 된다. 나이가 들면 머리카락 자체에도 다음과 같은 변화가 생긴다. 이러한 변화는 여성의 경우 폐경이 지나고 50~60대, 남성의 경우 60~70대에 두드러지게 나타난다.

- 머리카락이 듬성듬성 난다.
- 머리카락이 얇아지고 힘이 없어진다.
- 머리카락의 성장 속도가 느려진다.

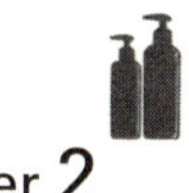

Chapter 2

탈모의 유형별 증상과 원인

탈모 자가 진단과 병원 진단

일단 탈모가 의심되면 자신의 현재 머리카락의 상태를 정확하게 진단, 평가하고 더불어 자신의 몸에 이상은 없는지, 정신적으로 스트레스를 받고 있지는 않은지 신체적, 정신적 건강 상태를 파악하는 것이 중요하다.

자가 진단

빠진 머리카락이 유난히 눈에 띄는 날엔 집에서 쉽게 검사를 해보자. 굳이 병원에 가지 않고도 집에서 손쉽게 진단해볼 수 있는 몇 가지 방법이 있다. 일단 다음과 같은 증상이 계속 보이면 탈모를 의심해도 된다.

1. 머리카락이 하루 100개 이상 빠진다.
2. 머리 밑이 가려워지면서 비듬이 심해진다.
3. 머리카락이 부드러워지면서 가늘어진다.
4. 머리카락 색이 옅어진다.
5. 손으로 머리카락을 뽑아도 아프지 않다.
6. 이마가 자꾸 넓어진다.

탈모 자가 진단

1. 머리카락에 힘이 없고 볼륨이 없다.   □
2. 아침에 머리를 감을 때 한 웅큼 이상 빠진다.   □
3. 머리핀이나 헤어밴드가 헐거워졌다.   □
4. 생활이 불규칙하고 스트레스를 많이 받는다.   □
5. 술, 담배를 즐긴다.   □
6. 편식이나 다이어트를 한다.   □
7. 가족 중 탈모증이 있는 사람이 있다.   □
8. 빈혈 기운이 있다.   □

9. 남들에 비해 유난히 더위나 추위를 많이 탄다. ☐

10. 최근에 생리의 변화가 있다. ☐

11. 청소년기에 여드름이 많았다. ☐

12. 팔다리에 털이 굵고 많다. ☐

* 4개 이하 :
  아직 안전하지만 미리 예방해야 한다.

* 5~8개 :
  탈모 초기 증상으로 전문가의 검진이 필요하다.

* 9개 이상 :
  탈모가 이미 진행되었을 가능성이 높으므로 적극적인 치료가 필수!

만약 위 사항들 중 해당사항이 있다면 본격적인 검사를 해보도록 하자.

머리카락 장력 테스트 – 머리카락 한 가닥은 평균적으로 약 150g 정도의 무게를 견딜 수 있다. 100원짜리 동전 한 개의 무게가 약 5.42g이므로, 대략 10개 정도의 동전을 올려놔도 견딜 수 있다는 뜻이다. 또한 한 사람의 머리카락을 모두 엮어서 동아줄로 만들면 약 10톤가량의 무게를 지탱할 수 있다. 집에서 자신의 머리카락 위에 동전을 하나씩 올려가면서 머리카락 장력을 스스로 점검해보자. 이러한 장력 측정은 가늘어졌거나 손상된 모발을 확인해 볼 수 있는 간단한 자가 검사 중 하나이다.

머리카락 당기기 – 머리카락을 당겨서 얼마나 빠지는가를 측정하는 일은 탈모 환자들이 병원에 오면 가장 먼저 해보는 검사법이다. 대략 25~50개 정도의 모발(볼펜심~매직심 굵기)을 부드럽게 당겨본다. 약 6~8회 시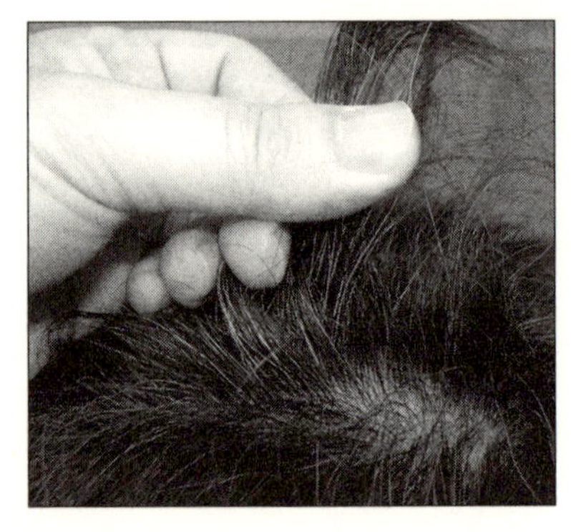행했을 때 머리카락 1~2가닥이 빠지면 정상이고, 만약 당길 때마다 2~3가닥 이상 나오면 탈모 위험성이 있다고 생각할 수 있다. 이런 경우 탈락된 머리카락의 뿌리를 현미경에 검사했을 때 모간과 모구가 손상되지 않았다면 모발이 끊어진 것으로 생각할 수 있다.

생장기와 휴지기의 모발 비율을 조사할 수 있으나, 머리카락을 잡아 뜯을 때 아프기 때문에 요즘은 거의 시행하고 있지 않다.

빠진 머리카락 수를 세어보기 – 머리를 감을 때 빠지는 머리카락 수를 세어보는 방법으로, 탈모인지 아닌지 집에서 간단히 평가해

볼 수 있다. 일주일에 1회 정도 세면대에서 머리를 감은 후에 빠진 머리카락들을 신문지에 다시 말려서 머리카락 수를 세어 본다. 다른 검사 방법들에 비해 정확도가 좀 떨어지고, 환자가 머리카락을 세는 데 시간이 많이 걸린다는 불편함은 있지만, 환자 스스로 탈모에 대해 관심을 가지고 적극적으로 검사를 실시해 탈모가 얼마나 진행되었는지 알아 볼 수 있다는 점에서 좋은 방법이다.

병원 진단

집에서 하는 간단한 검사로 탈모증을 확인하기가 어려운 경우나, 탈모증이라고 확신이 들면 병원에 가서 더 정확한 검사를 받아볼 필요가 있다. 병원에 가서 검사를 받을 때 다음의 검사 종류를 알고 가면 의사가 하는 말을 더 빨리 이해하는 데 도움이 될 것이다.

머리카락 뽑아보기(trichogram) — 이 방법은 과거에 모발측정 장비가 없었을 때 사용하던 모발 검사 방법이다. 클램프나 집게 등을 이용하여 머리카락을 약 50~100가닥 정도 집은 후 동시에 머리카락을 뽑아보는 방법이다.

이렇게 뽑힌 머리카락을 모아 유리 슬라이드에 올려 놓고 현미경으로 검사해서 생장기와 휴지기에 있는 머리카락을 분리해서

관찰하고 그 비율을 이용하여
탈모의 유형을 판단하게 된다.
하지만 머리카락을 뽑을 때 많
이 아프고, 현미경으로 관찰할
때 시간이 많이 소모되는 단점
이 있다.

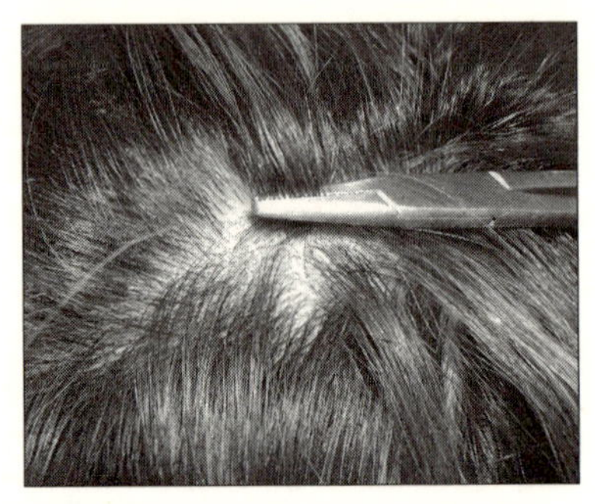

포토트리코그람 *phototrichogram* — 병원에서 머리카락의 성장속
도와 밀도, 성장주기별 머리카락의 구성 등을 종합적으로 알아
볼 수 있는 방법이다. 작은 카메라로 머리카락과 두피를 자세히
볼 수 있으며, 컴퓨터에 연결되어져 있어서 사진을 저장하기도
쉽다. 과거에 사용했던 방법들은 지름 약 1~2cm 정도의 크기
로 두피의 일정 부위의 머리를 깎아내고, 작은 점과 같은 문신
을 레이저 혹은 침으로 표시한 후 이를 기준점으로 머리카락 밀
도를 비롯한 기초 상태를 측정한 후, 1~2일 후에 다시 측정해
서 머리카락의 성장속도, 성장기 머리카락의 분포와 총수, 밀도
등을 계산한다. 이러한 방법들이 가장 정확한 측정법이기는 하
지만 시간이 많이 걸리고, 머리의 일부를 깎아야 해서 자주 시행
하기가 어렵다. 최근에는 머리를 깎지 않고도 머리카락의 밀도
와 두께, 두피의 상태를 진단할 수 있는 방법이 개발되어 많이
사용되고 있다.

조직검사 – 머리카락을 포함한 두피의 일부 조직을 직경 4~ 6mm 정도 떼어내어 현미경으로 관찰해 보는 검사이다. 어떤 유형의 탈모증인지 감별하는 데 도움이 되고, 탈모의 기질적 원인이 있지 않은지 좀 더 확실하게 진단해 볼 수 있다. 그러나 아프고 조직검사를 시행한 곳을 다시 꿰매야 하므로 흉터가 남는 것이 단점이다.

혈액검사 및 머리카락 검사 – 머리카락을 만드는 구성성분 중 무엇이 부족해서 탈모가 일어나는지, 또는 탈모를 유발하는 물질이 쌓여 있지는 않은지를 알아 볼 수 있는 방법이다. 일반적으로 신체 다른 부위의 이상으로 탈모가 발생하는 경우에 중요하게 생각되는 검사이며, 피를 뽑거나 머리카락의 일부를 잘라내어 그 속에 녹아 있는 비타민, 미네랄, 필수요소 등을 검사하게 된다.

기타검사 – 머리카락이 끊어지거나 잘 자라지 않음을 호소하는 환자의 머리카락을 뽑거나 두피를 검사하여 곰팡이 감염이 없는지 현미경 검사를 하는 경우도 있고, 모낭보다 머리카락 자체에 이상이 있는 경우는 전자현미경 검사, 아미노산에 대한 화학적 분석을 하는 경우도 있다.

탈모의 유형별 원인과 증상

　탈모는 유전적 원인이 가장 강하다고 생각하지만, 현대 사회에서는 환경적 요인과 생활습관 등과도 연관이 있다. 잦은 염색이나, 탈색, 코팅 등은 머리카락을 쉽게 손상시키고, 가늘어지고 쉽게 부러지게 한다. 또한 불규칙적인 생활, 심한 다이어트 등으로 영양이 부족하면 머리카락을 형성하는 데 장애를 가져올 수 있다. 그러므로 탈모 유전자를 가지고 있지 않더라도 누구나 탈모의 위험에서 벗어날 수 없다.

남성형 탈모증

　'대머리' 혹은 '안드로겐성 탈모증'이라고 불리는 남성형 탈모증은 생각보다 이른 나이 때부터 나타날 수 있다. 20대 후반 혹은 30대부터 나타나기 시작하는 남성형 탈모증은 인류역사의 시작과 함께 해온 가장 오래된 질환들 중 하나이며, 탈모의 가장 대표적인 형태라고 할 수 있다. 단 머리카락이 빠진다고 무조건 남성형 탈모증이라고 할 수는 없다. 남성형 탈모증은 일정한 모양의 두피를 드러내며 머리카락이 빠지는 탈모를 말한다.

증상 — 남성형 탈모증이 진행되면 정수리 부근의 머리카락들이 힘을 잃고 가늘어진다. 머리카락이 많이 빠진다고 느끼는 경우,

이마가 점차 넓어지는 경우, 두피와 모발에 기름기가 갑자기 많아지는 경우 등이 대표적인 남성형 탈모증 증상들이다. 보통 앞머리가 M자형으로 파먹어 들어가거나 정수리에서 탈모가 발생하기 시작한다. 하지만 뒷머리나 옆머리의 머리카락은 남성호르몬(안드로겐)의 영향을 받지 않아 끝까지 남아 있게 된다.

잠깐!

탈모를 유발하는 원인들

- 육체적 스트레스 : 수술, 빈혈, 수면부족
- 감정적 스트레스 : 정서장애, 정신질환, 가족의 사망, 직장으로부터의 해고, 결혼 문제
- 식사와 관련된 요인들 : 무리한 다이어트, 갑작스런 체중 증가, 채식주의, 단백질 부족, 장기간의 금식
- 호르몬 요인 : 자녀의 출산, 피임약 복용, 폐경, 여성이 남성호르몬 약물 복용시
- 내분비적 요인 : 갑상선 기능 저하 혹은 항진, 부갑상선 기능 저하 혹은 항진
- 약물과 관련된 요인 : 헤파린과 같은 혈액순환 개선제, 고용량 비타민 A를 복용하는 경우, 일부 고혈압 약물, 일부 통풍치료제 등

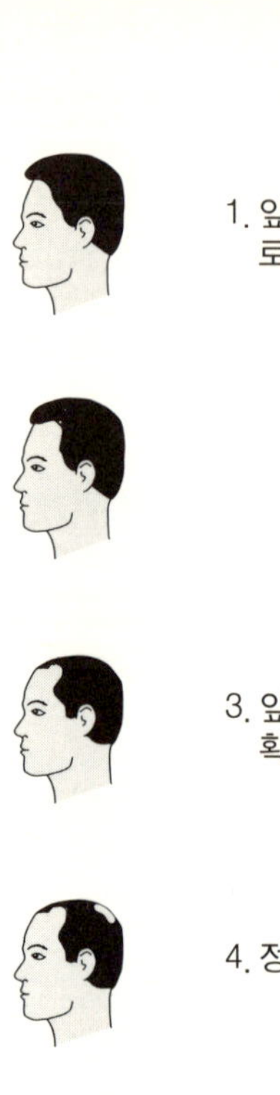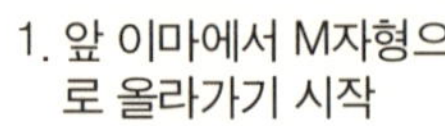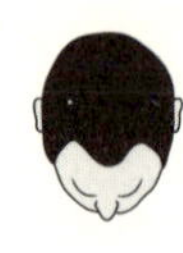

1. 앞 이마에서 M자형으로 올라가기 시작

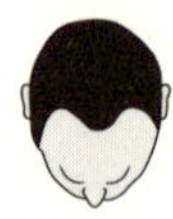

2. 진행

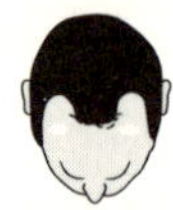

3. 앞 이마에서 M자형이 확실히 보임

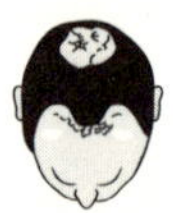

4. 정수리 부위 탈모 시작

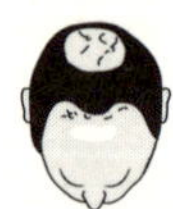

5. 진행

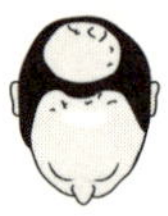

6. 정수리 부위 탈모와 앞이마 탈모의 경계가 줄어듬

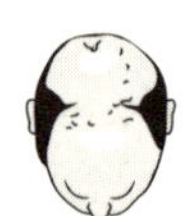

7. 정수리 부위 탈모와 이마 탈모가 합쳐짐

남성형 탈모의 진행 과정

남성형 탈모증 환자의 두피는 정상인에 비해 항상 기름기가 많다. 대머리 환자의 두피가 항상 기름기가 많거나 비듬이 끼는 것은 아니지만, 비슷한 정도의 피지 분비에도 분비된 피지를 흡수해주는 머리카락이 없어서 더 번들거리게 된다. 이러한 피지 분비와 더불어 '지루 피부염'마저 생기게 되면 염증으로 인해 탈모가 더 악화될 수 있다. 실제로 국내 대머리 환자에서 가장 많이 동반되는 두피 질환 역시 비듬과 두피의 기름기를 특징으로 하는 '지루 피부염' 이다.

잠깐!

지루 피부염

머리, 얼굴, 앞가슴 등 피부의 피지선 활동이 증가된 부위에 잘 발생하는 만성적 염증성 피부질환이다. 비듬은 지루 피부염의 가장 흔한 초기 증상이다. 처음에는 염증 없이 피부 각질 조각들이 비늘처럼 떨어져 나오다가 염증이 생기면서 붉어지고 심한 가려움증을 동반하게 된다.

원인 – 남성형 탈모의 중요한 원인으로는 탈모 유전자, 남성

호르몬 그리고 연령을 꼽을 수 있다. 남성형 탈모는 유전적 소인이 있는 사람이 남성호르몬의 영향을 받아서 발생한다.

1. 탈모 유전자 : 대머리는 탈모 유전자를 가지고 있어야 발생한다. 탈모 유전자는 부모 중 어느 쪽에서도 유전이 될 수 있다. 하지만 부모에게서 유전이 되지 않아도 수정과정에서 탈모 유전자로 만들어질 수도 있다. 실제로 대머리인 사람 가운데 50% 정도만이 대머리인 가족이 있는 사람이다. 또한 탈모 유전자를 가지고 있다고 해서 모두 다 대머리가 되는 것은 아니다. 아버지나 삼촌이 대머리라고 해서 꼭 자신도 대머리가 되는 것은 아니라는 말이다. 왜냐하면 유전자를 물려받지 않았거나 유전자를 물려받았더라도 탈모 유전자의 표현성*이 부족하거나 유전자의 변형이 생길 경우도 있기 때문이다.

❗ 유전자의 표현성
유전자의 성질이 실제로 나타나서 병으로 생기는 것

2. 남성 호르몬 : 주요 남성 호르몬인 테스토스테론과 기타 여러 남성 호르몬은 사춘기가 되면서 본격적으로 작용하여 목소리가 굵어지고, 수염이 나며, 근육이 발달하게 되고 남성적인 체형으로 변화하게 된다. 남성 호르몬의 작용이 왕성해지면 여드름이 생길 수도 있고, 머리카락이 빠질 수도 있다.
남성 호르몬들 가운데 직접적으로 모낭에 많이 작용하는 호르몬은 디하이드로테스토스테론*dihydrotestosterone*(DHT)이다. DHT는 모낭에 영향을 주어 머리카락의 생장 주기 중 생장기를 짧게 하고 휴지기를 길게 하여 모주기를 거듭할수록 머리카락의 굵기를 점점 가늘어지게 한다.

3. 연령 : 모주기는 평생 동안 반복되는 것이 아니다. 건전지와 마찬가지로 일생에 거쳐서 재생되는 능력에는 한계가 있기 마련이다. 대개 모주기는 수십 번 정도 반복하는 것으로 알려져 있지만, 사람에 따라 그 능력에는 차이가 있으며, 모낭에 따라서도 차이는 있기 마련이다. 따라서 탈모 유전자가 없는 사람이라도 점점 나이가 들게 되면 일부 모낭의 능력 저하로 굵은 머리카락과 가느다란 머리카락이 섞여 나면서 전체적으로는 머리숱이 적어 보이게 된다. 결국 모낭은 그 기능을 발휘하지 못하고 머리카락이 나지 않으며 모낭의 숫자도 줄어들게 된다. 이렇듯 모낭의 수명에는 한계가 있으므로 젊어서 일찍 치료를 시작하면 할수록 모낭의 수명을 연장하는 데에 도움이 된다. 나이가 들어서 모낭의 수명이 어느 정도 다한 다음에는 치료 효과도 역시 적을 수밖에 없다.

단 탈모가 언제, 몇 살 정도부터 시작되는가는 개개인마다 유전자의 조합과 남성호르몬의 혈중 농도에 따라 다르므로 예측하기가 어렵다.

탈모의 조건

유전자와 호르몬, 이 두 가지를 다 가지고 있다고 해서 반드시 탈모가 일어나는 것은 아니다. 탈모가 되려면 탈모 유전자를 가진 모낭이 일정 기간 이상 DHT에 노출되어 있어야 하는데 노출되는 기간이 사람마다 다르고, 개개인마다 유전자의 표현성이 다르기 때문이다.

여성형 탈모증

여성형 탈모증의 경우도 남성형 탈모증과 마찬가지로 조기에 치료를 시작하면 더 진행되는 것을 막을 수 있지만 치료를 하지 않고 방치하게 되면 두피의 섬유화가 진행되어 더 이상 치료에 반응하지 않을 수도 있다.

증상 – 여성형 탈모증을 앓게 되면 앞머리선 머리카락은 그대로 나는데 머리 중앙의 머리카락만 빠진다는 것이다. 여성형 탈모증의 70~80%를 차지하는 안드로겐성 탈모는 남성호르몬인 안드로겐이 모낭에 작용하여 생기며, 20% 정도는 많은 머리카락이 동시에 휴지기에 들어가는 휴지기 탈모증이다. 하지만

여성들은 여성 호르몬인 에스트로겐을 훨씬 더 많이 갖고 있어
남성들처럼 완전한 대머리가 되지는 않는다.

원인 – 여성은 남성에 비해 원 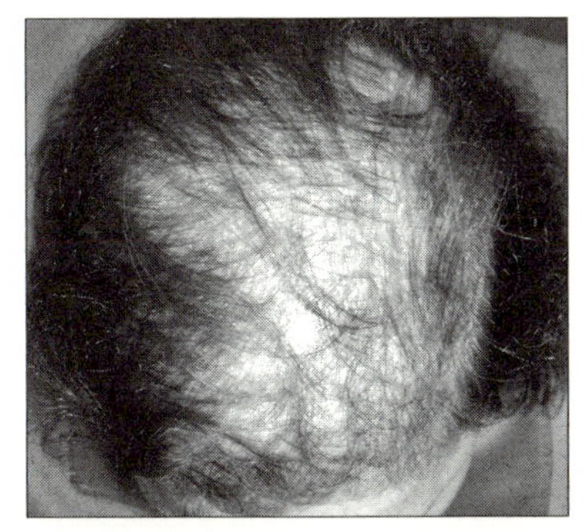
래 머리숱이 많고 머리카락 두
께는 더 가늘다. 그리고 머리를
기르는 경우도 많고, 잦은 파마
와 염색 등으로 손상되기 쉽다.
그리고 출산, 갑상선 질환, 철분
결핍, 스트레스, 단백질 및 영양
소 부족, 전신질환 등으로 인해
탈모가 일어나는 경우가 있다. 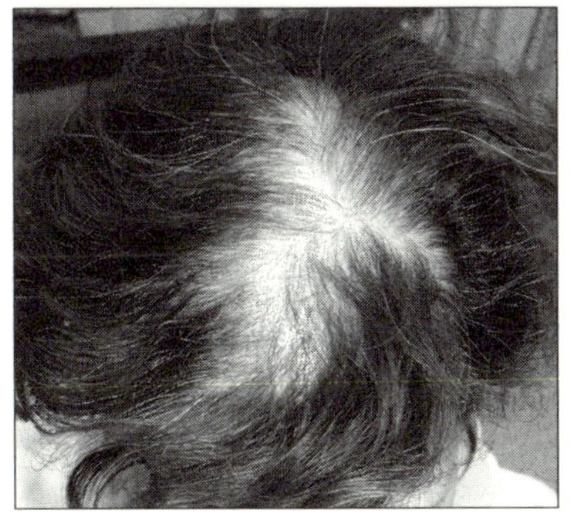
또한 남성은 젊었을 때부터 머
리카락이 빠지지만 여성은 폐경
이후 더 심해진다. 여성형 탈모
증의 경우에는 대개 탈모 이외
에 다른 신체 이상은 없지만 젊
었을 때 간혹 여드름이 많았거나, 다모증, 불임 등이 있었던 경
우에는 난소에 물혹이 발견되거나 심혈관 질환이나 당뇨병 등
의 위험도가 높은 것으로 알려져 있다. 더불어 여성도 남성 호
르몬을 어느 정도 가지고 있는데 남성 호르몬이 정상보다 많
으면 탈모증이 생길 수 있다.

머리카락과 호르몬

사춘기가 되면 성호르몬이 많이 분비되면서 제2차 성징이 나타난다. 이때 남성성과 여성성이 분명해지는 변화의 과정을 겪는다. 털에서도 변화가 나타나는데, 사춘기 이전에 비해 털의 색이 짙어지고 굵기가 두꺼워지며 겨드랑이나 성기 주변에도 털이 생겨난다. 이러한 변화를 조절하는 것이 성호르몬인 안드로겐(남성호르몬)과 에스트로겐(여성호르몬)이다.

이러한 호르몬의 영향에 대한 털의 반응은 다들 제각각이다. 눈썹은 별 반응이 없으며, 성기나 겨드랑이 털, 가슴털은 더 많이 자라게 되고, 머리카락은 빠지게 된다. 이 안드로겐과 에스트로겐의 조화가 이루어지지 않으면 털이 나지 않거나 너무 많이 나는 문제가 발생할 수 있다.

원형 탈모증

원형 탈모는 생각보다 꽤 흔한 질환으로서 우리나라 전 인구의 0.2%가 원형 탈모증을 가지고 있으며, 약 1.7%가 평생 한 번은 원형 탈모증을 경험한다고 한다. 원형 탈모증이 심하게 진행되다 보면 전두 탈모증이나 범발성 탈모증으로도 발전될 가능성이 크다. '전두 탈모증(alopecia totalis)'은 머리 전체에서 머리카락이 빠지는 것을 말하며, '범발성 탈모증(alopecia universalis)'은 머리 뿐 아니라 몸 전체의 털이 빠지는 것을 말한다. 또한 머리 옆부분과 뒷부분의 바깥 둘레를 따라 띠 모양으로 탈모가 발생하는 경우를 뱀이 기어다니는 것 같다는 뜻으로 '사행성 탈모증(ophiasis)' 이라고 한다. 이러한 경우에는 치료도 어렵고, 재발 가능성도 높다.

증상 - 자신도 모르는 사이에 직경 1 내지 5cm의 경계가 명확한 동그라미 모양의 탈모가 갑가지 이루어질 수도 있다. 발병 초기에는 검은색 머리카락만 빠지고, 백색 또는 은빛의 머리카락은 좀처럼 빠지지 않는 경우도 있다. 원형 탈모증 환자들의 손톱이나 발톱을 관찰해 보면, 마치 이쑤시개와 같은 뾰족한 것으로 찍어 놓은 것처럼 생긴 미세한 함몰들을 관찰할 수도 있다. 또한 원형

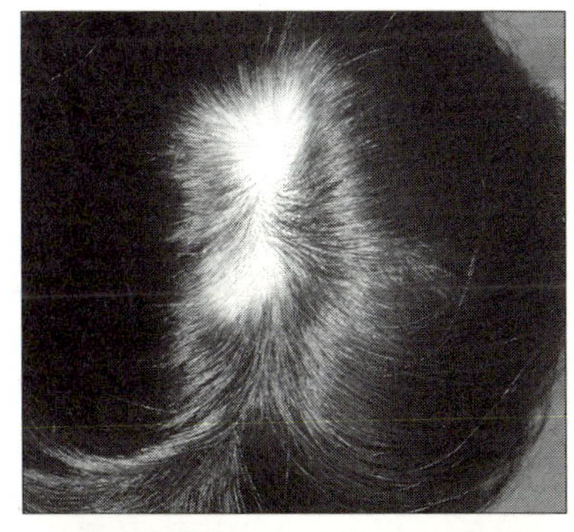

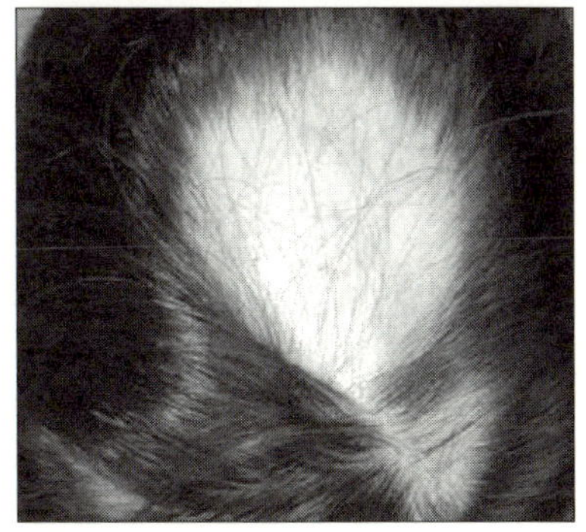

탈모증 환자들은 갑상선과 관련된 질환이나 백반증과 같이 색소 이상을 보이는 경우가 많다.

원인 ─ 원형 탈모증이 발생하는 원인은 아직도 불분명하지만, 머리카락에만 발생하는 일종의 '자가면역질환'으로 설명하고 있다. 즉, 다시 말해서 자신의 백혈구가 머리카락을 몸의 일부로 인식하지 못하고 외부에서 들어올 세균인 것처럼 생각하여 공격함으로써 머리카락이 빠지게 되는 질환이다. 또한 유전적 요인과 정신적 스트레스도 원인이 될 수 있다. 원형 탈모증이 얼마나 빨리 잘 회복되는가는 머리카락이 빠지기 시작한 위치, 발생 시간, 연령, 아토피의 유무, 탈모의 기간 등과 연관이 있다.

소아 탈모증

엄밀히 말하자면 소아탈모증라는 진단은 없다. 하지만 소아 탈모만의 특징이 있으므로 따로 한 번 다루어 볼까 한다.

소아는 아직 머리카락이 충분히 형성되지 않아서 진단이 어려운 경우가 많다. 소아 탈모가 올 수 있는 원인도 원형 탈모처럼 면역학적인 이상으로 오는 경우, 발모벽(trichotilomania)이라고 해서 스스로 머리카락을 뽑아서 탈모가 되는 경우, 어려서부터 머리카락 형성이 잘 안 되어 생기는 경우, 머리카락 자체의 이상(머리카락 모양의 선천적인 이상)으로 인해 머리가 쉽게

끊어져서 생기는 경우 등 원인
이 너무 많다. 드물기는 하지만
애완동물을 만진 다음 곰팡이
감염에 의해 탈모가 발생하는
경우도 있다.

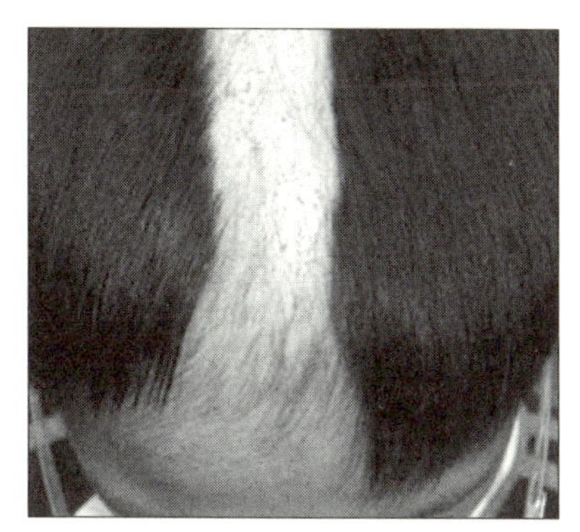

발모벽

　이러한 소아 탈모증은 치료
보다 예방이 중요하다. 아이를
시험이나 공부에서 오는 스트
레스로부터 해방시켜야 한다. 과중한 학습에서 벗어나도록 배
려해 주어야 하고 무엇을 결정할 때 아이의 의견을 존중하여 아
이와 함께 선택하는 것이 좋다. 이 외에도 가정 내에서 대화와
사랑을 통해 아이의 스트레스를 해소하는 것이 바람직하다. 또
한 한창 성장 과정에 있으므로 음식을 가려 먹지 않도록 신경을
써야 하며, 부족할 수 있는 영양분을 보충해 주어야 한다.

증상 – 머리카락이 시일을 두고
빠지는 것이 아니라 한꺼번에
빠진다. 머리카락이 빠지기 시
작하여 일주일을 전후로 탈모증
이 생기며, 뒷부분에서 옆부분,
앞부분 그리고 머리 전체의 순
으로 머리카락이 빠지게 된다.

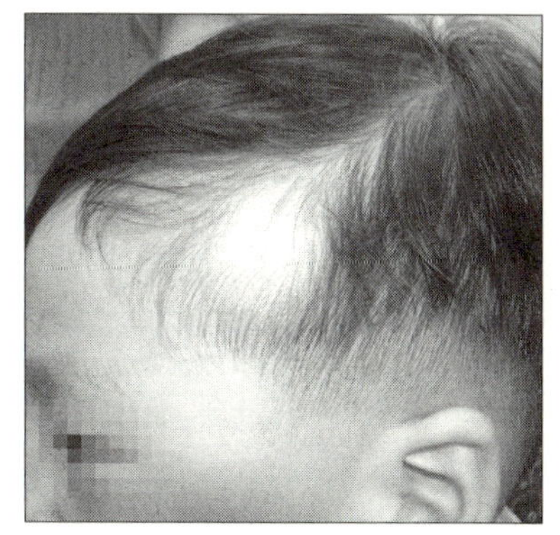

어려서부터 머리카락의 형성이 잘 되지 않거나 머리카락 자체의 이상에 의해 발생하는 경우에는 머리카락이 태어나서부터 잘 자라지 않거나, 흑인의 머리카락처럼 심하게 곱슬거리거나, 쉽게 끊어지는 증상을 보이게 된다.

원인−소아 탈모증 환자들의 환경을 살펴보면 결손가정, 맞벌이 부부, 부모나 형제간의 갈등 등의 가정적인 요인이 45%로 가장 많이 차지하고 있고, 공부로 인한 스트레스나 지나친 학원 교육도 10% 정도 영향을 미치고 있다. 소아 탈모증 환자들은 장남이 55%로 제일 많고, 막내가 33%, 중간이 8%, 외동이 4%로 분포한다. 이는 장남에게 거는 부모들의 지나친 기대가 당사자에게 심각한 스트레스로 작용할 수 있다는 것을 알 수 있다.

기타 탈모증

휴지기 탈모증−비교적 흔한 형태의 탈모 유형으로 동양인에서도 자주 관찰된다. 생장기 머리카락의 일부가 생장 기간을 다 채우지 못한 채 급속도로 휴지기로 진행하게 되어 머리카락이 빠지는 것이다. 휴지기 탈모증의 가장 흔한 원인으로는 육체적, 정신적 스트레스, 내분비 질환, 영양 및 약물 등이 있다. 수술을 받거나 갑상선에 이상이 있거나 단백질이나 철분이 결핍되어 있을 때 머리카락이 빠질 수 있다. 주변에서 가장 흔히 관찰되는 경우는 '출산 후 탈모'로 출산을 한 다음 애기가 100일 정도 되었을 때 산모의 머리카락이 많이 빠지게 되는 것을 쉽게 관찰할 수 있다. 이것은 평소에 조금씩 빠져야 했던 산모의 머리카락이 호르몬의 불균형으로 생장기가 지연되어 빠지지 않고 유지되다가, 출산을 하고 나서 한꺼번에 빠지게 되어 발생하기 때문이며, 병적인 탈모 증상이라고 볼 수는 없다.

휴지기 탈모증은 원인이 작용한 2~4개월이 지난 후부터 머리카락이 빠지기 시작하며, 원인이 제거되면 수개월에 걸쳐 휴지기의 머리카락이 정상적으로 회복됨에 따라 머리카락이 덜 빠지게 된다. 머리카락의 밀도가 정상적으로 회복되는 데에는 6~12개월 정도 소요된다.

환자들 대부분은 머리카락이 빠지는 원인을 찾기 어려운 경우가 많기 때문에 머리카락이 빠지고 듬성듬성 나는 증상이 계속될 수 있다. 하지만 대부분의 휴지기 탈모증은 완전히 회복할 수 있으며, 머리 전체의 머리카락이 빠지는 전두형 탈모증으로 진행되지는 않는다.

생장기 탈모증 – 생장기 탈모증을 가장 흔하게 볼 수 있는 경우는 두피의 방사선 치료를 받거나 암수술 후 항암 화학요법을 받은 경우이다. 항암치료는 종양세포를 파괴하기도 하지만, 정상적인 세포의 성장에도 영향을 미쳐서, 설사나 여러 가지 부작용을 유발하게 된다. 머리카락의 성장 역시 항암치료에 의해 영향을 받아서 머리카락의 생장 주기가 방해를 받아 잘 자라지 못하고 쉽게 부러지거나 빠지게 된다. 대부분의 경우에는 항암 치료가 끝나고 일정 시간이 지나면서 다시 회복되지만, 일부는 모낭이 영구적으로 손상되어 회복되지 않는 경우도 있다. 항암 치료 시 탈모를 막기 위해 머리에 차가운 두건을 써서 온도를 낮추어 주거나, 일시적으로 두피에 혈류량을 떨어뜨리는 방법 등을 쓰는 경우도 있지만, 아직 일반적으로 널리 사용되고 있는 것은 아니다.

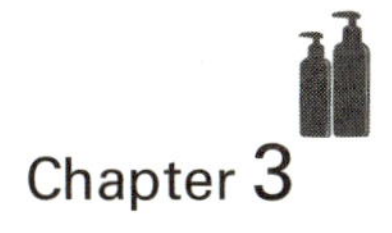

Chapter 3

탈모에 대한 오해와 진실

대머리 남자는 정력이 세다?

아니다. 대머리가 남성 호르몬의 영향을 받기는 하지만 정력과는 무관하다. 테스토스테론이 탈모를 주도하는 호르몬이라고 착각하여 성욕과 관련 있는 것 아니냐 하는 사람도 있다. 그런데 탈모는 테스토스테론보다는 5-알파 리덕타제 *5-alpha-reductase* 라는 효소에 의해 테스토스테론이 변화된 DHT에 의해 더 많은 영향을 받으므로 성욕과는 거의 관계가 없다.

탈모는 단순히 남성호르몬 분비의 영향뿐 아니라 환경적, 정서적 영향을 두루 받는다는 점을 고려할 때 머리카락이 많이 빠진다고 해서 정력이 세다고 말하는 것은 지나친 비약이다.

머리를 자주 감으면 더 빠진다?

아니다. 두피를 청결히 하는 것이 탈모 예방에 도움이 된다. 머리를 감을 때 빠지는 머리카락은 이미 빠져 나올 머리카락이며 건강한 머리가 뽑히는 것이 아니므로 걱정할 필요는 없다.

면도를 많이 하면 머리카락이 굵게 많이 난다?

아니다. 면도를 하고 머리가 다시 나기 시작하여 짧은 상태에 있을 때에는 모발이 더 빳빳하게 느껴지는 것뿐이고 실제로 더 굵게 나오는 것은 아니다.

탈모는 유전된다?

그렇다. 남성형 탈모증의 원인 중 가장 큰 부분은 역시 유전이다. 하지만 부모가 탈모가 있다고 해서 자녀도 100% 탈모가 되는 건 아니다. 마찬가지로 부모가 탈모가 없다고 해서 100% 탈모가 되지 않는다고 장담할 수도 없다. 유전자는 부모에게 반쪽씩 받아서 그 사람에게만 형성되는 것이고, 형성된 유전자들 가운데에서도 제대로 작용하는 부분과 작용하지 못하는 부분이

있기 때문이다. 일반적으로 탈모가 있는 환자들의 가족들을 살펴
보면 50% 정도는 가족 중에 탈모 환자가 있다.

탈모로 빠진 머리카락은 다시 나지 않는다?

아니다. 머리카락이 빠져도 모낭이 흉터로 변하는 반흔성
탈모가 아니라면 대부분 다시 머리카락이 난다. 다만 머리카락의
성장 주기가 짧아지고 가는 머리카락이 나오는 것이 문제다.

혈액형 A형 중엔 탈모가 많다?

무관하다. 스트레스가 탈모의 원인 중 하나이기 때문에 스트
레스를 잘 느끼고 발산하지 못하는 혈액형 A의 성격이 탈모와
관련 있을 것이라고 추측한 데서 비롯된 속설이다. 스트레스는
분명 탈모의 원인이 되나 혈액형과 성격과의 관계에 대한 명확
한 상관관계가 과학적으로 밝혀지지 않은 이상 A형이라는 이유
만으로 탈모를 걱정할 필요는 없다.

원형 탈모는 여자에게만 있다?

아니다. 원형 탈모는 자가 면역 질환으로 환경적 요인이기 때
문에 성별과는 무관하게 발생한다.

백발은 탈모가 되지 않는다?

무관하다. 흔히 나이가 들면 백발이 되거나 머리가 빠지는 탈
모증 중 하나의 현상이 나타날 것이라고 생각한다. 머리카락의
색은 멜라닌 색소의 양에 의해 결정되는 것이므로 백발과 탈모
증과의 관계는 무관하다. 따라서 백발임에도 탈모가 진행되는
경우를 주위에서 볼 수 있다.

왕소금으로 두피를 문지르면 탈모 방지에 좋다?

아니다. 흔히 민간요법 중 하나가 왕소금으로 두피를 문지르
면 탈모에 좋다는 것이다. 왕소금에 함유된 미네랄 등의 성분이
모발에 좋기 때문에 이런 속설이 생긴 것 같다. 그러나 왕소금
을 직접 두피에 대고 문지른다고 해서 미네랄이 모발에 흡수되
는 것이 아니며, 입자가 거친 왕소금이 두피와 모세혈관을 손상
시켜 오히려 탈모를 촉진할 수 있다.

수술로 머리카락을 심으면 대머리가 되지 않는다?

그렇다. 수술 후 2~3개월 정도 지나게 되면 심은 머리카락
자체는 대부분 빠지지만 모낭은 그대로 남아 있어 새 머리카락
을 만들어낸다. 6개월 정도가 지나면 원하는 대로 머리모양을

만들 정도로 머리카락이 자란다. 탈모가 더 진행되더라도 심은 머리카락은 빠지지 않고 유지된다.

다이어트를 심하게 하면 머리카락이 빠지나?

그렇다. 머리카락도 피부와 마찬가지다. 영양분이 제대로 공급되지 않으면 머리카락이 제대로 자랄 수 없다. 영양이 결핍되면 머리카락에도 힘이 없어지고 결국 빨리 늙게 되어 빠지게 되는 것이다. 다이어트를 하는 중에는 머리카락이 푸석푸석하고 윤기가 없고 잘 끊어지는데, 바로 영양분이 제대로 공급되지 않기 때문이다. 따라서 다이어트를 하더라도 인체 흡수가 빠르고, 부작용 없는, 아미노산이 함께 들어 있는 미네랄 영양제를 꼭 챙기는 것이 좋다.

그렇다고 육류나 가공식품인 햄, 소시지, 우유, 치즈, 버터 등을 지나치게 섭취하면 탈모가 심해지고 두피가 지성으로 바뀔 수 있다. 이런 서구식 식습관도 탈모를 유발할 수 있다.

검은 색깔의 음식을 먹으면 탈모가 예방된다?

아니다. 검은 콩, 검은 깨 등 검은 색의 음식을 먹으면 머리카락 생성에 도움을 준다고 많은 사람들이 알고 있지만 그 음식들이 검은 색이기 때문에 효과가 있는 것은 아니다. 하지만 콩 또는

깨 속에는 많은 양의 항산화 물질이 포함되어 있어 머리카락과
두피 건강에 도움을 주는 것은 사실이다.

탈모 약은 평생 먹어야 한다?

그렇다. 탈모 약은 복용하고 하루가 지나면 성분의 90%가 몸
에서 빠져나간다. 그렇기 때문에 약의 효과를 유지하기 위해서
는 계속 먹어야 한다. 약에 의한 부작용이 생기더라도 이틀만
지나면 대부분 회복된다.

3

탈모, 막을 수 있다! : 생활 속의 예방

경란 씨(36세, 여)는 매일 아침, 저녁으로 5살짜리 딸애의 머리를 빗겨준다. 그런데 딸애의 머리숱이 유난히 적으며 머리카락이 잘 빠진다는 것을 눈치 챈 경란 씨는 요즘 걱정이다. 딸애가 대머리가 되면 어쩌나 하고 말이다. 그런데 남편이나 본인이나 집안에 대머리인 사람이 없는데, 왜 딸애에게서 탈모 증상이 일어나는 걸까?

이제는 유전적 요인뿐만 아니라 환경적 요인도 무시할 수 없다. 그러므로 누구나 탈모의 위험에 노출되어 있다. 최근에는 현대인의 불규칙한 생활, 심한 다이어트 등으로 영양이 부족하여 머리카락이 빠지는 경우가 많아졌다. 하지만 환경적 요인은 후천적인 것이므로 의지만 확고하다면 일상생활 속에서 얼마든지 탈모를 예방할 수 있다.

Chapter 1

먹어서 예방한다

탈모를 예방한다는 것은 머리카락과 두피를 관리한다는 의미와 같다. 머리카락도 두피나 피부의 일종이므로 피부와 똑같이 관리해야 한다. 머리카락과 두피 영양에도 균형이 필요하기 때문에 먹는 것부터 신경을 써야 한다.

골라 먹자!

열심히 많이 먹는 게 아니라 '잘' 먹어야 한다. '잘' 먹는다는 것은 곧 균형 잡힌 식사와 충분한 영양 공급을 한다는 말이다.

두피에서 머리카락이 만들어지려면 많은 단백질과 무기질, 필수 아미노산, 비타민 등 골고루 필요하다. 그런데 몸은 필수 장기에 영양분을 우선적으로 공급하기 때문에 다이어트나 편식으로 영양분이 부족하면 결국 머리카락에 공급될 수 있는 영양분이 모자라게 된다.

머리카락의 건강을 책임지는 영양분 삼총사

풍성하고 찰랑찰랑한 머릿결은 누구나 부러워하는 대상이다. 어떤 영양분을 섭취하느냐에 따라 부드러운 머릿결을 유지하느냐, 탈모가 빨라지느냐가 좌우된다. 영양분은 머릿결과 탈모에 직접 관계하는 호르몬 분비에 영향을 끼치기 때문이다. 탈모 환자라면 가장 먼저 남성 호르몬을 촉진하는 영양분은 자제하고 머리카락을 건강하게 만들어주는 영양분을 섭취해야 함은 물론이다.

단백질 – 모발은 케라틴이라는 단백질로 되어 있다. 단백질은 조직을 재생하고 보수하는 기능을 갖고 있다. 단백질은 위장에서 아미노산으로 분해되고, 모세혈관을 통해 케라틴이 만들어지는 모낭에 영양분을 준다. 따라서 단백질 섭취가 부족해지면 우리 몸은 단백질을 비축하기 위해 모발 생성을 중지하고 생장기에 있는 머리카락을 휴지기 상태로 보낸다. 그러면 2~3개월 뒤에는 탈모가 심하게 나타날 수 있다. 또한 머리카락을 당기면 쉽게 뽑힌다. 따라서 윤기 있고 튼튼한 머리카락을 유지하려면 단백질을 충분히 섭취해야 한다.

머리카락이 좋아하는

콩, 생선, 우유, 달걀, 육류

비타민 – 비타민도 머리카락을 건강하게 지켜주는 성분이다. 피부를 건강하게 하고, 비듬과 탈모를 방지한다. 비타민 가운데 특히 A, B와 D가 모발에 관여한다. 비타민A는 케라틴 형성에 도움을 주기 때문에 비타민A가 부족하면 모발이 건조해지고 윤기가 없어진다. 또한 비타민 B와 D는 모발을 새로 형성하는 데 중요한 역할을 하고, 비타민E는 항산화 작용을 통해 탈모가 생기는 것을 막아준다.

머리카락이 좋아하는

간, 장어, 달걀노른자, 녹황색 채소

미네랄—예부터 미역과 다시마를 먹으면 머리카락에 윤기가 흐른다는 이야기가 있다. 해초에는 머리카락에 필요한 영양분인 철, 요오드, 칼슘이 풍부하기 때문이다. 철분이 부족하면 특히 여성은 탈모를 경험하기 쉽다. 음식물을 통해 섭취되는 철분 양이 충분치 않은 경우가 많은데, 식사 중에 오렌지 주스와 같이 비타민 C가 풍부한 음식을 함께 섭취하면 철분을 쉽게 흡수할 수 있다.

머리카락이 좋아하는

해초, 녹차, 과일

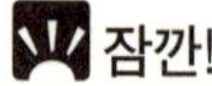

항산화 작용

유해 활성산소가 세포내의 발전소라 할 수 있는 미토콘드리아를 산화, 손상시키는 것을 막아주는 것을 의미한다. 항산화 작용을 하는 비타민과 셀레늄은 유해산소의 동맥혈관 파괴를 막아 심장병을 예방하고, 인슐린 분비세포를 방어해 당뇨병을 예방하는 데 기여하기도 한다.

과일 중에서는 특히 씨나 껍질 채 먹는 과일이 항산화 물질을 훨씬 많이 함유하고 있어서 탈모 예방뿐만 아니라 노화방지에도 큰 도움이 된다.

녹차도 탈모 예방에 좋은 음식이다. 녹차에 든 '폴리페놀'이라는 성분은 남성 호르몬을 억제하는 효과가 있으며, 항산화 작용을 하는 물질로 탈모를 예방하는 효과가 있다.

머리카락에 좋은 식품

탈모의 위험을 느꼈다면 식탁 위의 음식부터 바꾸자. 건강한 머리카락과 건강한 두피를 위한 음식과, 피해야 할 음식들을 잘 숙지하고 탈모를 예방해 보자.

머리카락이 튼튼해지는 식품 – 깨, 콩, 현미, 호두 등의 잡곡과 구기자, 다시마, 미역, 김, 녹차

머리카락의 성장을 돕고 두피의 각질을 줄여주는 식품 – 시금치, 당근, 호박, 토마토, 계란, 우유, 각종 잡곡과 육류 등

모근과 모구를 촉진하고 두피의 각질을 줄여주는 식품 – 싱싱한 야채류, 뿌리채소와 과일, 육류, 생선류, 조개류, 배추, 무잎, 풋고추 및 참치, 멸치, 꽁치, 고등어 등

머리카락에 특별히 좋은 식품

물	달걀 노른자
물은 신진대사를 원활히 만들어 몸속의 노폐물과 독소를 제거해 각종 질병을 막아주는 역할을 한다. 물이 필요량보다 적게 섭취될 경우 혈액순환이 저하되고 두피 건강이 나빠지면서 탈모가 심해진다. 그래서 물을 적게 마시는 사람은 지성과 건성 두피로 비듬이 많이 낀다. 육각수를 만들어 마시면 모발과 두피에 매우 좋다. 하루에 2~2.5리터 정도의 물을 다음과 같이 섭취한다. • 아침에 기상 후 1컵 • 매 식사 30분 전 1컵 • 취침 30분 전 1컵 • 운동 한 시간 전 1~2컵 • 운동 후 1~3컵	계란 노른자에는 '비오틴' 이라는 비타민이 풍부하게 들어 있어 탈모 예방에 좋다. 비오틴은 백발을 방지하며, 대머리의 예방 및 치료, 근육통을 완화시키고 습진, 피부염을 줄인다. 또한 건선, 탈모증, 지루 피부염, 비듬, 아토피성 피부염 등의 치료를 도와주며 손톱을 단단하게 하고 머리카락이 건강을 유지하도록 도와준다. 콜레스테롤 수치가 지나치게 높거나 심장혈관질환을 가진 사람이 아니라면 하루 한두 개의 달걀은 먹어도 된다.
고추와 마늘	**녹차**
고추나 마늘의 매우 맛은 지방을 분해하고 혈관을 확장시켜 피가 잘 흐르도록 돕는다. 또한 모발 형성에 도움을 주는 비타민B가 많이 함유되어 있어 몸에 흡수된 당질을 에너지로 바꾸어 피로를 빨리 해소시켜주고 온몸의 기능을 활발하게 해준다.	녹차에는 비타민A와 C가 많아 피부, 두피, 머리카락을 건강하게 해준다. '타닌' 성분은 위장의 세포를 보호해 주고 모세혈관을 확장시켜 말초신경, 특히 두피의 혈액순환을 도와준다. 또한 녹차의 '폴리페놀' 성분이 강력한 항산화 작용을 하므로, 모발의 손상을 막아주고, 재생을 촉진한다.

두피의 모세혈관을 확장시켜 각종 영양분을 공급하는 식품 – 각종 잡곡류와 녹황색 채소, 현미

머리카락의 성장 촉진에 좋은 식품 – 조개류, 육류, 생선류, 마늘, 양파, 고추, 계란, 시금치, 과일 종류 등

머리카락에 나쁜 식품

머리카락도 사람 몸의 일부이므로 몸에 좋지 않은 식품은 머리카락에도 당연히 좋지 않다. 동물성 지방은 남성 호르몬 분비를 촉진시켜 머리카락을 빠지게 한다. 정제 설탕이나 당분이 많은 식품은 '인슐린' 분비를 늘려 남성 호르몬에 영향을 끼쳐 탈모로 이어질 수 있다. 중요한 것은 좋지 않은 것을 알면서도 맛이나, 기호 때문에 다음 식품들을 고른다면 탈모를 예방하거나 치료하고자 하는 목적을 달성하지 못한다는 사실이다.

인스턴트 식품, 청량음료 – 섬유질이 제거되고 화학성분의 각종 식품첨가물이 들어간 인스턴트 가공식품이나 청량음료에 첨가된 감미료는 머리카락에도 매우 나쁜 영향을 미치게 되어 탈모 현상을 일으킨다.

담배 – 담배를 피면 머리카락 수가 많이 줄어들게 되고 머리카

락이 가늘어지는 경향이 있다. 이것은 담배의 니코틴 성분이 혈액순환 장애를 가져와 두피에 피가 잘 통하지 않게 되면서 머리카락을 빠지게 하기 때문이다. 뿐만 아니라, 담배 연기에 있는 여러 유해 성분이 두피에 직접 작용하여 탈모를 유발할 수 있으므로 간접흡연 또한 반드시 피해야 한다.

술 – 무엇이든지 지나친 것은 금물이다. 한두 잔 정도 가볍게 마시는 것은 크게 문제가 없지만 과음을 하면 간은 정상적으로 해독하지 못한 물질을 남기게 된다. 알코올을 분해하여 남은 알데히드는 다시 혈액 속으로 들어가 산소를 운반하는 적혈구와 결합한다. 그렇게 되면 머리카락에 영양분도 아니고 산소도 아닌 알코올 찌꺼기가 공급되고 머리카락은 제대로 된 영양분을 공급받지 못해 결국 약해지고 빠지게 된다. 꼭 마셔야 한다면 항산화 물질이 풍부한 포도주 1~2잔 정도로 만족하자.

육류 – 육류는 동물성 지방을 가지고 있기 때문에 탈모를 촉진시킬 수 있는 식품이다. 동물성 지방은 혈중 콜레스테롤을 증가시켜 모근에 영양 공급이 제대로 이루어지지 못하게 만든다. 또는 피지선의 영양 과잉으로 인해 머리카락이 자라지 못하게 한다. 최근 20대 탈모 환자들이 증가하는 것 또한 서구화된 식이습관 때문이다.

술, 담배, 스트레스와 두피

담배를 한 개피 필 때마다 혈관이 수축되어 두피에 피가 잘 통하지 못하게 되어 좋지 않은 영향을 미친다. 또한 두피는 매우 예민하여 알코올에 민감하게 반응한다.

술이나 담배, 스트레스 때문에 두피에 반점이 생기고 염증이 유발되어 곪으면 탈모가 쉽게 일어날 수 있다.

탈모를 예방하는 식습관

탈모를 예방하기 위해서는 콩, 두부, 두유 등을 통해 식물성 에스트로겐을 섭취하고, 생선, 들깨 같은 필수 지방산을 섭취해야 한다. 더불어 항산화 작용을 하는 야채와 과일을 충분히 섭취하면 도움이 될 것이다.

또한 포화지방과 정제된 설탕이나 당분이 많이든 음식은 피하도록 하자. 이런 음식들은 탈모를 일으키는 남성호르몬의 활동을 부추긴다

머리카락의 건강을 위한 식이요법 10훈

1. 단백질 : 탄수화물 : 불포화지방 = 30 : 40 : 30의 비율로 식단을 구성한다.

2. 기름기가 제거된 닭고기 혹은 등푸른 생선과 식물성 단백질(콩) 위주의 식단을 구성한다.

3. 식물성 기름(콩기름, 해바라기씨기름)을 사용하여 필수지방산을 보충한다.

4. 과일, 채소를 섭취하되 감자나 밀가루 음식(파스타, 빵)은 피한다.

5. 과식은 금물. 조금씩 자주 먹는 식사 습관을 들이자.

6. 인스턴트 식품을 피하고 자연 식품을 섭취하자.

7. 하루 세 끼는 반드시 챙겨 먹는다.

8. 잠들기 2시간 전까지 저녁 식사를 마치도록 한다.

9. 술은 가급적 줄인다.

10. 육류나 생선에 든 철분을 잘 흡수하기 위해 오렌지 주스 같은 비타민C와 함께 섭취한다.

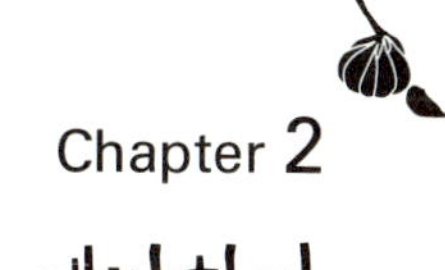

Chapter 2

생활 습관으로 예방한다

이제는 머리카락도 생활 속에서 체계적으로 관리해야 한다. 앞에서 먹어서 예방하는 방법을 알았으니 이번에는 생활 습관으로 어떻게 머리카락의 건강을 지킬 것인지 알아보도록 하자.

머리를 청결하게, 튼튼하게

머리카락의 청결을 유지하기 위해 정기적으로 머리를 감는데, 여기에도 머리카락의 상태를 제대로 파악하면서 감는 방법이 따로 있다. 잘못된 방법으로 머리를 감게 되면 머리카락이 손상되고 부러지면서 탈모로 이어지게 된다. 머리카락에 손상을 주지 않는 방법으로 제대로 감을 경우 머리카락과 두피를 건강하게 유지시킬 수 있어 탈모 예방에 효과를 볼 수 있다. 머리는 가능한 한 저녁에 감고 완전히 말린 뒤 자는 것이 좋다. 아침에는 시간에 쫓겨 대충 감게 되고 완전히 말리지 못하는 경우가 많다.

머리를 감는 방법

1. 머리카락을 물로 적시기 전에 빗질을 한다.
수분에 젖어 있을 경우 작은 힘에도 머리카락은 쉽게 손상된다. 따라서 엉킨 머리를 풀 때는 머리가 마른 상태에서 빗질을 해야 한다.

2. 비누가 아닌 샴푸를 사용해서 머리를 감는다.
샴푸는 각자의 머리카락 상태에 맞는 제품을 사용한다. 일반적으로 직모의 경우는 지성용, 곱슬머리는 건성용을 사용하면 된다.

3. 샴푸는 손으로 거품을 낸 후 머리에 바른다.
머리에 묻혀 거품을 낼 경우 샴푸가 머리 전체에 골고루 퍼지지 못할 수도 있다.

Q : 비누로 머리를 감으면 머리카락 손상이 적다?

A : 아니다. 가능하면 비누보다 샴푸가 좋다. 샴푸는 머리카락의 세척을 위해 특별히 만들어진 제품으로 기름기, 땀, 먼지, 각질, 머리카락에 바른 여러 가지 물질들을 제거하기 위한 것이다. 지성용 샴푸는 세정력이 높은 대신 컨디셔닝 효과는 낮고, 건성용이나 손상머리카락용은 세정력이 낮고 컨디셔닝의 효과가 높다.

비누의 경우에는 딱딱하게 만드는 과정에서 염기성을 띠게 되어 두피에는 약한 염증 반응을 일으킬 수 있다. 하지만 샴푸는 두피에 알맞은 약산성 또는 중성을 띠므로 두피의 건강에는 샴푸가 훨씬 좋다.

4. 두피 쪽에서 시작해서 머리카락 끝 방향으로 샴푸를 바른다.

샴푸하면서 손톱으로 머리를 긁는 사람이 있는데, 이럴 경우 두피의 손상을 초래한다. 손가락 끝(지문이 있는 부위)으로 샴푸하고, 머리카락을 너무 세게 문지르지 않는다.

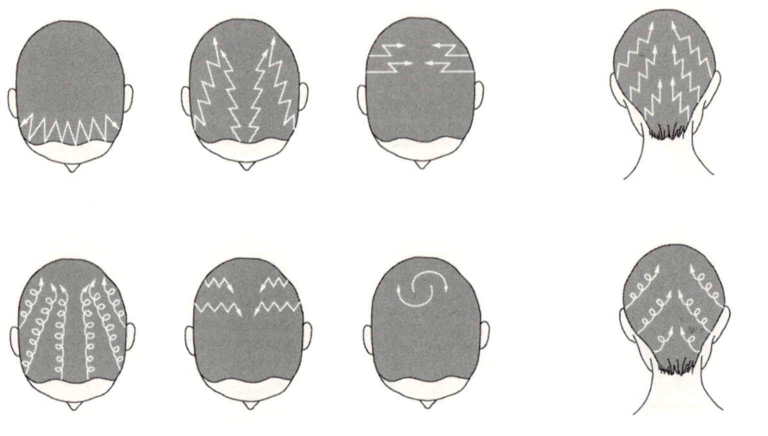

샴푸로 머리를 마사지하는 방법

궁금해요!

Q : 머리를 감을 때 물의 온도는?

A : 될 수 있으면 미지근한 물을 사용해야 샴푸도 잘 풀리고, 두피의 혈액순환에도 좋다. 뜨거울 정도의 물은 오히려 머리카락을 손상시킬 수도 있다.

5. 가능한 한 낮은 온도의 흐르는 물로 헹구어 낸다

샴푸를 완전히 씻어냈다는 느낌이 들어도 약 30초 정도 더 헹구어 낸다.

6. 린스와 컨디셔너는 두피에 하지 말자.

린스나 컨디셔너는 머리카락에 영양을 공급하고 코팅하는 작용을 하므로 두피에는 오히려 해로울 수 있다. 머리카락에만 하는 것이 좋고 특히 머리카락 끝부분에 집중적으로 한다. 머리카락 끝에 린스를 묻힌 후 2~3분 정도 기다린 후에 씻어내자.

7. 깨끗하고 마른 수건으로 두드리듯이 말린다.

비비거나 털어내면 머리카락이 쉽게 손상되므로 두드리듯 말리자. 수건은 흡수성이 좋은 제품을 사용하고 가능하면 자연적인 바람에 말리는 것이 좋다. 아침에 시간에 쫓겨서 머리를 말리기 위해 드라이어를 쓸 때는 가능한 한 찬바람으로, 30cm 이상 떼어서 사용하고, 완전히 마르기 전에 드라이어를 끈다.

궁금해요!

Q : 하루에 몇 번 정도 감는 것이 적당한가?

A : 일반적으로 하루 2회까지는 상관이 없지만, 겨울에는 횟수를 줄이는 것이 낫다. 머리를 감는 횟수는 개인에 따라 차이가 많은데, 그 이유는 개인의 피지분비량과 곱슬머리의 정도 등에 따라 차이가 생기기 때문이다. 흑인 머리의 경우처럼 심하게 곱슬머리인 사람은 1주에 1번 감아도 별 문제가 없지만, 한국인들처럼 직모인 경우에는 하루에 1번 감지 않으면 심하게 번들거린다.

머리카락과 두피에 영향을 미치는 샴푸, 컨디셔너

샴푸 – 우리가 매일 쓰는 샴푸가 탈모의 원인이 될 수도 있다. 샴푸는 석유계 추출물인 계면활성제를 원료로 하기 때문에 과용하면 두피까지 영향을 미친다. 자신의 머리카락과 두피 상태에 맞는 샴푸를 골라 사용하는 것이 중요하며 샴푸 후 샴푸기가 남지 않도록 말끔하게 헹구는 것도 중요하다.

그런데 많은 사람들이 샴푸가 머리카락에 영향을 미친다고 착각을 하고 있다. 샴푸는 머리카락이 아닌 두피를 깨끗하게 하는 제품으로서, 두피로부터 발생한 피지, 각질, 먼지, 땀 분비물을 제거하는 역할을 한다. 하지만 지나치게 사용할 경우 머리카락에 이로운 피지성분까지 제거시키기 때문에 머리카락에 손상이 갈 수도 있다.

그래서 두피를 청결하게 하면서 머리카락에도 좋은 기능성 샴푸가 등장했다. 기능성 샴푸에는 실리콘, 저분자량의 깨끗한 기름 성분이 들어 있어 머리카락을 코팅하여 보호하며, 손상된 각피의 피부 부스러기를 부드럽게 해준다. 또한 실리콘*은 또한 빗질과 브러시질의 마찰력을 감소시키며, 머리카락 손상을 최소화시킨다. 탈모와 화학적으로 손상된 머리카락을 가진 환자들은 실리콘이 포함된 기능성 샴푸를 사용하는 것이 좋다.

> **❗ 실리콘**
> 비금속 원소 중에 하나인 '규소(SiO_2)'를 다른 말로 하면 '실리콘'이다. 벼, 대나무 등을 비롯하여 동물의 깃털, 발톱 등에 들어 있다.

계면활성제 원리

비누는 대표적인 계면활성제로서 머리, 몸통, 꼬리로 이루어져 있다. 꼬리는 기름기와 친해서 기름기에 붙으려는 성질을 가지고 있고, 머리는 물과 친해서 물에 끌려가려는 성질을 가지고 있다. 그래서 빨랫감을 비누 푼 물에 담그면 비누의 꼬리 부분이 빨랫감의 때에 붙게 되고, 꼬리 부분에 때를 붙인 비누의 머리 부분이 물에 끌려가면서 때가 빨랫감에서 떨어지게 되는 것이다. 샴푸도 두피에 같은 원리로 작용한다.

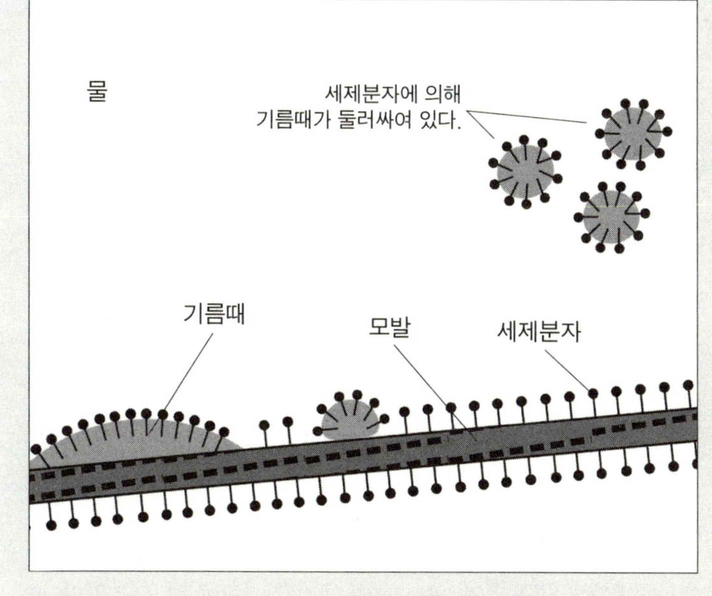

컨디셔너 – 사람들이 보통 '린스' 라고 부르는 제품의 정식 명칭은 '컨디셔너' 이다. 여성들의 경우 대부분 샴푸 후에 컨디셔너를 사용하지만, 남성들은 거의 사용하지 않는다. 컨디셔너 자체가 손상된 머리카락을 회복시켜 주는 것은 아니지만, 머리카락을 찰랑찰랑하고 윤기 있게 만들어주며, 정전기를 감소시키고, 머리카락의 장력을 증가시켜주고, 자외선으로부터 머리카락을 지켜주기 때문이다.

또한 컨디셔너는 염소 성분에 의한 머리카락 손상을 막아주기 때문에, 염소가 많이 포함된 수영장을 이용할 경우 컨디셔너를 미리 사용하도록 하자. 수영 전은 물론 수영 후에도 사용하면 머리카락의 수분을 다시 보충해 줄 수 있다.

잠깐!

강한 컨디셔너

염색, 표백, 파마, 스트레이트 파마는 머리카락의 색이나 모양에 변화를 주기 위해서 모두 고의로 머리카락의 표피를 손상시킬 수밖에 없다. 화학처리로 한번 머리카락의 표피가 파괴되면 완전히 복구되기가 힘들다. 일단 손상된 머리카락은 강한 컨디셔너를 사용함으로써 손상이 심해지는 것을 막을 수 있다. 강한 컨디셔너는 목욕이나 샤워할 때 20~30분간 머리카락에 바르고 있어야 한다. 화학처리된 머리카락을 가진 환자들에게는 강한 컨디셔너를 1~2주마다 한 번씩 쓰라고 추천한다.

기름 성분 치료 : 보통 곱슬머리를 곧게 폈을 때 사용한다. 알칼리 액으로 머리카락을 곧게 펴는 과정에서 머리카락의 수분 함량이 감소되고, 머리카락 줄기의 유연성이 줄어들며, 머리카락이 쉽게 손상될 수 있다. 이러한 머리카락에 기름 성분을 발라주면 각피가 부드러워지고 머리카락의 수분이 손실되는 일을 막을 수 있다. 일반적으로 기름 성분 치료는 직모에 적용하면 머리카락이 흐느적거리고 스타일이 살아나지 않아서 잘 사용하지 않는다.

단백질 팩 : 이 강한 컨디셔너는 크림이나 로션 형태로 만들어지는데 모든 종류의 머리카락에 다 이용될 수 있다. 단백질은 손상된 각피로부터 머리카락 줄기까지 흡수되어 머리카락 줄기를 곧게 펴며, 각피층을 부드럽게 한다.

머리카락의 건강을 위한 습관

빗을 고를 때에도 신중하라

머리카락이 가장 흔하게 손상될 때는 머리를 꾸밀 때이다. 머리를 꾸밀 때는 보통 빗을 사용하므로 머리카락 손상을 최소화하기 위해 빗을 잘 선택하는 것이 중요하다. 빗은 빗살 간격이 넓은 것을 사용하며 테프론이 코팅된 것이면 더 좋다. 테프론은 빗과 머리카락의 마찰력을 줄여주기 때문에 머리카락에 손상이 덜 간다. 또한 빗살의 끝이 뭉툭하고 옆면이 둥글며, 손잡이가 달린 플라스틱 빗이 좋다.

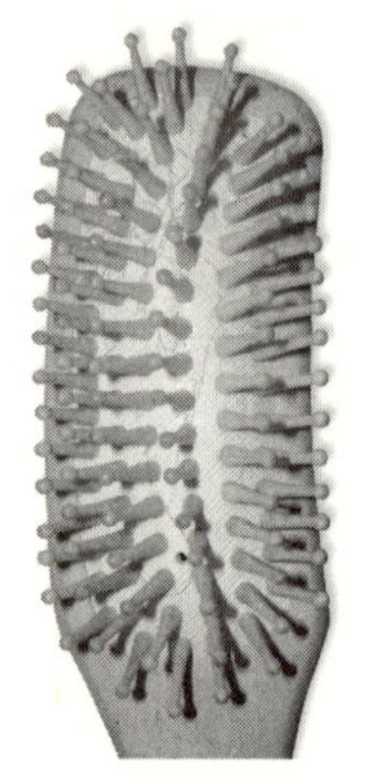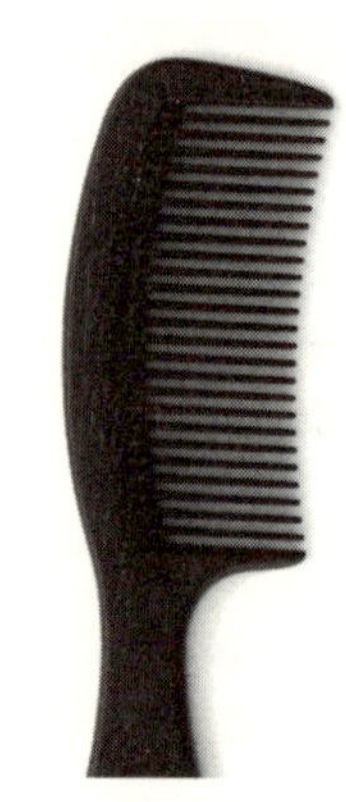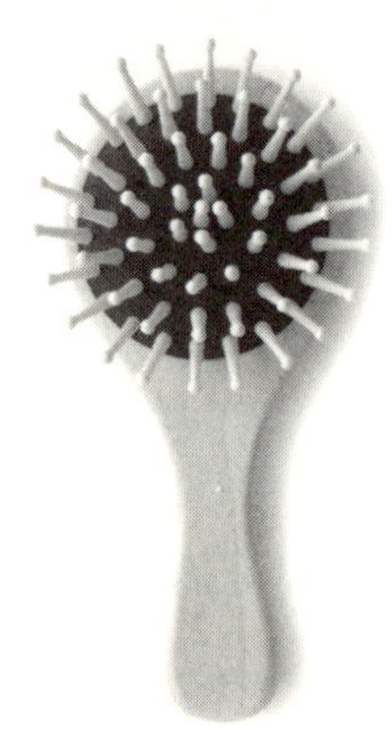

올바른 브러시와 빗의 선택

우리가 자주 사용하는 브러시 *brush* 는 더 잘 선택해야 한다. 빳빳한 살이 달린 브러시나 살이 촘촘하게 배열된 브러시들은 최근 대중적인 상품이 되었다. 그러나 그런 브러시들은 머리카락을 손상시키기 쉽다. 될 수 있으면 브러시 살의 간격이 넓고 플라스틱 재질로 강모의 끝이 볼(ball)처리된 것을 고른다. 만약 브러시를 손바닥에 긁어보았을 때 꺼끌꺼끌하여 불편하다면 고르지 않는 것이 좋다.

테프론

미국 듀폰사(Dupont)가 개발한 합성수지이다. 테프론은 불소와
탄소의 강력한 화학적 결합으로 인해 매우 안정된 화합물을 형성
함으로써 거의 완벽한 내열성, 절연 안정성, 마찰이 적은 것이 특
징이다. 이러한 테프론으로 코팅을 하는데 일반 주방용기에서부
터 기계·자동차·반도체·우주 항공산업 부품에 이르기까지 그
활용이 매우 다양하다.

빗질을 올바르게 하라

보통 머리카락이 헝클어져 있을 때 빗을 이용해 머리카락을
정돈한다. 그런데 헝클어져 있는 머리카락을 빗으로 빗을 때 마
찰력이 최대가 되기 때문에 머리카락이 가장 많이 손상될 수 있
다. 그러므로 될 수 있으면 머리카락이 헝클어질 수 있는 상황,
예를 들면 바람, 무의식적인 머리카락 비틀기, 거꾸로 빗질하기
등으로부터 머리카락을 보호해야 한다.

또한 머리를 너무 세게 빗거나 젖은 상태에서 빗거나 머리를
거꾸로 빗는 경우에 머리카락이 손상되기 쉽다. 머리가 꼬인 경
우에는 머리 끝부분부터 빗어서 풀어준 후 머리 전체를 빗는다.

브러시는 사용 안 하는 것이 낫다. 사용하려면 먼저 그냥 빗부터 사용한 후에 브러시를 사용한다. 머리카락이 직모인 경우라면 반드시 머리카락이 마른 상태에서 빗질이나 브러시 빗질을 해야 한다. 이러한 직모는 백인이나 동양인의 머리에서 자주 보게 되는데, 젖은 상태의 직모는 빗질이나 브러시 빗질을 하게 되면 쉽게 부러지기 때문이다. 이에 반해 흑인에서 자주 보게 되는 곱슬머리는 젖은 상태에서 빗질을 해야 머리카락이 덜 부러지게 된다. 올바르게 빗는 순서는 다음과 같다.

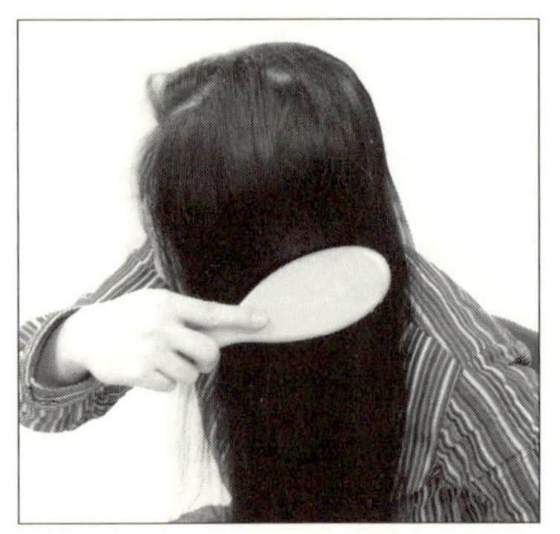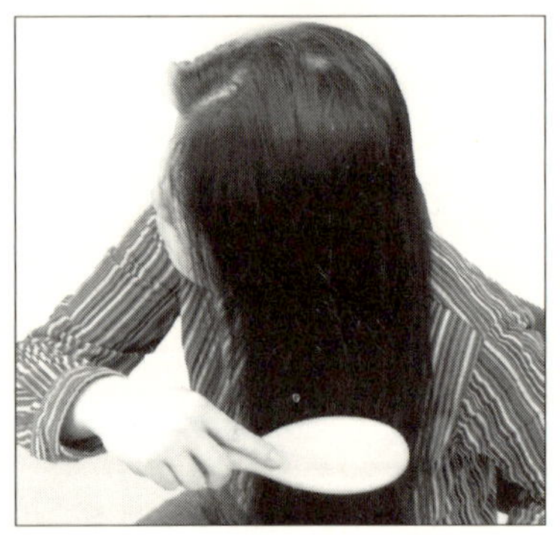

적합한 브러시를 사용하여 모발의 윗쪽에서 아래쪽으로 부드럽게 빗어준다.

1. 머리 끝 부분, 또는 엉킨 부분부터 빗어내린다.
2. 귀 뒤에서부터 목덜미의 뒤쪽 방향으로 빗어내린다.
3. 고개를 숙이고 목덜미에서부터 앞을 향해 빗어준다.

4. 머리를 감은 직후 젖은 상태의 머리카락을 빗어내리면 머리카락이 손상되기 쉽다.
5. 빗질은 꼭 머리를 자연 건조시킨 후에 해야 한다.

드라이어, 고데기의 사용을 줄여라

드라이어에서 뿜어져 나온 더운 공기는 머리카락 속의 수분 온도를 상승시키게 되어 머리카락을 약하게 만든다. 그러나 아침에 출근하기에도 바쁜 현대인들이 드라이어를 전혀 사용하지 않기란 쉽지 않으므로, 일주일 중 드라이어를 사용하는 날의 횟수를 줄이는 방안을 대안으로 제시할 수 있다.

파마기 혹은 고데기를 사용하는 경우 약 120~140℃의 일정한 열을 머리카락에 가하게 되므로, 머리카락의 제일 바깥층이 서로 눌어 붙어버리거나 머리카락이 타버릴 수 있다. 굵은 머리카락이 가는 머리카락에 비해 열에 저항력이 좀 더 높다고는 하지만, 굵은 머리카락이든 가는 머리카락이든 고데기가 한 곳에 1~2초 이상 머물러 있지 않도록 해야 열에 의한 머리카락의 손상을 최대한 막을 수 있다. 또한 머리카락 자체가 가늘거나 염색한 머리카락은 정상적인 머리카락에 비해 열에 더 약하므로 낮은 온도에서 짧은 시간 사용하는 것이 좋다.

Q : 머리카락은 왜 열에 약할까?

A : 머리카락은 단백질이 주 성분이다. 단백질의 특성상 열을 가하면 그 형태와 성질이 변화된다. 예를 들어 정육점에서 구입한 고기 덩어리를 떠올려 보자. 익히지 않은 날 것은 힘줄이 살아 있고 질겨 씹기가 매우 어렵다. 그러나 열을 가하여 '익히면' 육질이 연해져서 씹기 쉽다. 머리카락도 마찬가지다. 머리카락에 뜨거운 열을 가하면 고기와 같이 단백질이 변화된다. 평소에는 질기던 단백질 성분이 열을 가하면 부드러워져서 머리카락이 약해질 수밖에 없다. 그래서 파마를 자주 하거나 드라이어, 고데기를 자주 사용한 사람의 머리카락은 잘 끊어진다.

머리카락과 두피를 긁지 마라

염증이 있는 피부나 두피에서는 머리카락이 잘 자랄 수 없다. 지루 피부염 환자의 24시간 동안 탈모된 모든 머리카락을 모아 검사해 보면 각피가 떨어져 나갔거나 머리카락 줄기가 손상되어 있음을 알 수 있다. 지루 피부염 환자들은 두피를 긁을 때 머리카락 줄기도 같이 긁게 되는 것이다. 지루 피부염 환자가 탈모 증상을 보이면 일단 탈모를 치료하기보다는 지루 피부염을 먼저 치료하는 것이 좋다.

손상된 머리카락 부위는 잘라내라

탈모가 되고 있는 많은 환자들은 이발하는 것을 좋아하지 않는다. 그들은 최대한 머리카락이 많아 보이기를 원한다. 그러나 화학처리를 너무 많이 했기 때문에 손상된 머리카락은 복구될 수 없다. 이럴 때는 머리카락 끝의 2.5~5cm 정도를 자르는 것만으로도 머리카락 건강에 도움이 될 수 있다. 갈라진 머리카락 끝을 없애서 건강한 머리카락의 상태를 유지하고, 정전기에 덜 영향 받는 머리카락으로 만들 수 있다. 결론적으로 손상된 머리카락을 없애면 더 많은 건강한 머리카락을 볼 수 있다.

머리카락은 가능한 한 적게 만져라

많은 사람들은 머리카락에 무엇을 더하면 할수록 머리카락이 더 건강해진다고 믿는다. 그러나 그것은 진실이 아니다. 머리를 염색하거나 파마를 하면 할수록 머리카락은 더 약해진다. 빗질, 머리카락 비틀기, 꼬기, 머리핀 꽂기, 머리카락 거꾸로 빗기, 머리 땋기 등을 하면 할수록 머리카락은 더욱 손상된다. 머리카락에 손을 댄다는 것은 기본적으로 각피가 손상된다는 것을 의미한다. 이것을 풍화작용(weathering)이라고 이야기한다. 풍화작용은 화학적, 물리적 환경의 합으로서 건강한 머리카락에도 생긴다. 결국 머리카락을 덜 만지는 것이 머리카락을 풍화작용에 덜 노출시키는 일이다.

☀ 잠깐!

머리를 건강하게 하는 두피 마사지

1. 따뜻한 스팀타올을 준비해 목 뒤를 감싸준다. 손바닥으로 약간 압박하면서 천천히 주물러 긴장을 풀어준다. 이 동작을 10회 이상 반복한다.

2. 중지로 뒤 목줄기 가운데 움푹 들어간 곳을 지그시 눌러 마사지한다.

3. 양 눈썹산에서 이마로 직선으로 올라간 헤어라인 지점을 셋째와 넷째 손가락을 붙여 천천히 누르면서 원을 그리듯 마사지한다.

4. 귀에서 손가락 한 마디 정도 올라간 지점을 셋째, 넷째 손가락으로 안으로 10회, 밖으로 10회 원을 그리며 마사지한다.

5. 정수리 부분을 엄지손가락으로 10회씩 눌러준다. 다른 곳은 손가락을 세워 지문 있는 부분으로 약간의 압박을 가해준다. 이때 손톱을 사용하거나 두드리는 것은 피한다.

탈모를 부추기는 습관

머리끈 – 머리끈이나 장신구들은 견인성 탈모를 유발하므로, 머리카락을 너무 조여 매지 않도록 한다. 될 수 있으면 느슨한 헝겊 끈이 좋다.

파마, 염색 및 탈색 – 지나친 스타일링도 머리카락 손상과 탈모의 원인이다. 정상적인 머리카락도 햇빛에 장시간 노출되면 머리카락의 힘이 떨어지고, 장력이 약화되며, 건조해지고, 두피의 제일 바깥층이 거칠어지며, 쉽게 부서지게 된다. 더구나 스타일링을 자주 하여 지쳐 있는 머리카락은 두말할 것도 없다.

직사광선 – 장시간 태양의 직사광선에 노출될 때는 챙이 긴 모자를 쓰도록 하자. 머리카락이 햇빛에 너무 오랜 시간 노출될 경우 건조해지거나 거칠어지고 머리색이 변색되는 등 머리카락이 다양한 형태로 손상될 수 있다.

스타일링 제품 – 머리 모양이나 가르마를 오랜 기간에 걸쳐 유지시켜주는 스타일링 제품들은 가급적 피하도록 한다. 아침에 한번 손질하여 하루 종일 스타일을 유지시켜주는 제품들은 사용 후에 빗질을 할 때 머리카락이 손상시킬 확률이 좀 더 높다.

Chapter 3

마음을 다스려 예방한다

몸과 마음은 서로 연결되어 있다. 그래서 사람의 몸은 쉬지 못하고 무엇인가에 불안할 때 스트레스 호르몬을 내뿜는다. 원래 몸 자체는 스트레스를 바로 해소하게끔 만들어져 있지만 현대 사회를 살아가는 사람들은 24시간 내내 긴장하고 걱정하는 생활을 함으로써 몸이 스트레스를 해소할 시간을 주지 않는다. 이제는 마음과 몸, 영혼에 재충전할 시간을 할애해야 할 때이다. 계속 빠지는 당신의 머리카락을 위해서라도.

스트레스에게 도전장을 던져라. 그리고 부정적인 감정은 흘려보내고 가능성을 찾아라. 당신의 앞으로 펼쳐질 인생을 생각해보라. 즐거움과 희망이 보이는가? 오늘부터라도 스트레스가 당신을 점령하지 못하도록 다짐하자.

즐거운 휴식 시간을 가져라!

사람들은 몸이 피곤하거나 마음이 괴로울 때, 쉴 공간과 시간을 찾는다. 직장인이든, 학생이든, 주부든 모든 사람들은 자신의 육체적, 심리적 한계를 넘는 일을 하거나 겪으면 피곤함을 느끼며 몸은 휴식을 원하게 된다.

휴식의 원칙

하루 종일 바빠서 쉴 시간이 없는가? 그것은 핑계이다. 하루에 몇 분만 주어져도 얼마든지 '잘' 쉴 수 있다. 스트레스를 줄이기 위해 산에 들어가 도를 닦을 필요는 없다. 따로 시간을 가지지 않아도 휴식을 취할 수 있다.

하루 15분 휴식시간―하루에 자신만의 시간을 얼마나 가지는가? 하루 1,440분 중에 15분만 투자하자. 그러면 스트레스를 스스로 다스릴 수 있을 것이다.

1. 눕거나 앉아서 손을 배 위에 얹어 놓는다.

2. 천천히 4까지 세면서 코로 숨을 들이쉬고 배가 올라가는 것을 느껴보자.

3. 다시 천천히 4를 세면서 입으로 숨을 내쉰다. 휘파람을 부는 것처럼 입을 오므리면 내쉬는 속도를 조절할 수 있다.

4. 위의 과정을 5번에서 10번 반복하라.

마음챙김—마음챙김이란 단순히 보이는 그대로 경험하는 것에 집중하는 것이다. 과거의 기억이나 헛된 망상에 빠지지 않고 현재 나한테 처한 일들만 생각하라. 삶 자체에 집중하는 것은 당장은 피곤한 일인 것 같아도 장기적으로 볼 때 자신의 내면세계를 들여다보는 중요한 과정이다. 이 과정을 거치면 자신에게 도움이 되지 않는 정신적 습관이나 신체적 습관을 발견할 수도 있다. 그러면 그 문제에 대한 해결책도 스스로 찾을 수 있다. 그뿐만이 아니다. 만성적인 스트레스가 해소되고 광범위하게 의학적인 문제를 일으키는 호르몬 분비가 멈출 수도 있다. 이렇게 마음을 다스리면 만성적인 질병에서 사소한 피부병까지 모든 병을 가지고도 좀 더 나은 삶을 살 수 있다.

취미를 가져라—창조적이며 몰두할 수 있고 사색할 수 있는 취미를 가지면 스트레스를 줄일 수 있다. 뜨개질, 바느질, 목공예, 원예, 악기 연주 등 여성들이 주로 하는 취미 활동은 생산적이면서 잠시 동안 걱정거리에서 벗어날 수 있는 좋은 스트레스 해소 방법이다.

이러한 취미 활동이 스트레스를 완화시키는 이유는 무엇일까? 뜨개질과 같은 명상적인 활동을 하면 신진대사, 심장박동, 혈압 그리고 숨쉬는 속도가 감소하면서 몸이 조용한 상태를 유지하도록 해준다. 이러한 상태가 되면 스트레스가 점차 감소하고 마음의 평정을 찾을 수 있다.

즐거움의 원칙

즐거움은 정신적, 육체적 건강을 지켜준다. 즐거움을 많이 추구하면 짜증이나 신경질이 줄어들고 몸의 긴장이 풀어지며 숨쉬기가 쉬워진다. 회사에서 집에서 바쁘더라도 창조력을 조금만 발휘한다면 재미, 놀이, 즐거움을 모두 즐길 수 있다.

1. 오랫동안 크게 웃어라.
2. 남편 혹은 아내와 둘만의 데이트를 즐겨라.
3. 온천에서 휴식을 취하라.
4. 마사지와 아로마테라피를 활용하라.
5. 즐거웠던 순간들을 회상해보라.

스트레스의 원인에서 해결책을 찾아라!

현대인들은 어디에서 가장 많은 스트레스를 받는가? 최근 한 연구 결과에 의하면, 미국인의 절반 이상이 업무와 시간 부족 때문에 많은 스트레스를 받고 있다고 밝혔다. 한 리서치 국제기업에서 실시한 설문조사에서도 56%의 사람들이 직장과 사생활의 시간 균형을 맞추는 데 어려움을 겪고 있다는 결과를 내놓았다. 또한 아픈 사람을 돌보거나 다른 친척을 부양하는 일도 스트레스를 유발하는 한 원인이며, 결혼 생활에서 부부간의 갈등 때문에 스트레스를 받기도 한다. 이러한 스트레스 요인들은 자신의 힘으로 어쩔 수 없는 부분이기도 하다. 기본적인 생활에서 나타나는 문제이기 때문이다.

그럼 어떻게 해야 할까? 이러한 스트레스의 원인에서 달아나면 되는 것일까? 아니다. 스트레스의 원인을 제공한 그 안에서 해결점을 찾아야 한다. 그 실용적인 방법을 살펴보자.

1. 스트레칭으로 하루를 맞이하자!─기본적으로 운동은 스트레스 때문에 생긴 몸속 독소를 없애주면서 기분을 좋게 만드는 엔돌핀을 촉진시키며, 스트레스 호르몬을 감소시켜준다. 원래 걱정거리가 많았던 사람이라도 운동을 하면 우울증으로 진행되는 사태를 막을 수 있다.

따로 운동할 시간을 내기 힘들다면 애써 헬스클럽을 찾을 것이 아니라 생활 곳곳에서 운동할 수 있는 방법을 찾아보자. 집에 서, 회사에서, 출퇴근하는 지하철에서 운동할 수 있는 방법은 얼마든지 있다. 아침에 일어나서 시원하게 어깨 스트레칭 5분, 출근하는 버스 안에서 발목 운동 5분, 사무실 의자에 앉아서 하 는 고관절 스트레칭 5분, 집에서 친구와 통화하면서 골반 운동 10분. 하루 25분만 투자해도 나머지 시간을 스트레스 없이 산 뜻하게 보낼 수 있을 것이다.

2. 아침 식사는 가볍게!—너무 복잡한 요리법을 따른 음식이나 자극적인 음식은 피하자. 이른 아침부터 몸에 자극을 주면 빨 리 피곤해진다. 될 수 있으면 날 것으로 먹을 수 있는 식품, 과일, 견과류, 생야채, 유제품을 준비하자. 아침을 신선하고 가볍게 시작하는 방법이다.

3. 긍정의 최면을 걸어라!— '나는 가망이 없어' 라고 낙심했는가? 그렇다면 '나는 지금 마음이 차분하고 내 스스로 나를 통제할 수 있어' 라고 바꾸어 생각해 보라. 긍정의 최면을 스스로 걸면 부정적인 생각을 물리칠 수 있다.

4. 집 안에 지휘 본부를 만들어라!—집안일을 가족들이 나누어 하 는 데 정리가 안 되고 헷갈린다면 머릿속에서 고민하지 말고

부엌의 공간을 적극 활용하라. 부엌 벽면에 게시판을 걸어두고 맨 위에 가족의 이름을 적자. 집안의 큰 행사부터 개인적인 자잘한 일정까지. 매일 아침 게시판을 보면 가족이 함께 할 일은 무엇인지, 어느 때 시간을 내어 도와줄 수 있는지 파악이 된다.

5. 일을 단순하게 만들어라! – 직장에서 혹은 집에서 일을 하다 보면 혼자만의 추측이 난무해서 일이 점점 꼬이는 경우가 있다. 만약 이것을 혼자 끙끙대며 해결하려다 보면 해결책은 떠오르지 않고 일은 자꾸만 복잡한 지경에 이르게 된다. 그렇게 되면 결국 그 일은 자신의 힘으로 해결하지 못하는 일로 결론이 나고, 자신의 능력을 의심하게 될지도 모른다.

하지만 천재가 아닌 이상 모든 일을 100% 일사천리로 해결할 수는 없다. 다른 사람의 능력이 필요한 부분도 나타나고, 철저하게 계획을 세워야 해결 가능한 부분도 생긴다. 그럴수록 단순하게 생각하라. 단순하다는 것은 예상 가능한 것이다. 일을 시작하기 전에 배경지식을 충분히 쌓아라. 그리고 완성된 결과물을 마음속으로 예상하라. 그 다음 날짜별로 목표를 나누어라. 자신이 일을 조절하고 있다는 느낌이 들면 자신감이 생기고 더 이상 복잡하게 느껴지지 않을 것이다.

잠을 잘 자라!

사람은 잠이 부족하면 몸의 모든 세포가 에너지를 제대로 흡수하지 못한다. 에너지를 제대로 흡수하지 못하면 잠을 깬 다음 활동에 불편함을 느낄 수밖에 없다. 머릿속이 뒤죽박죽되고 기분이 언짢아지며 얼굴도 초췌해진다. 자꾸 잠을 뒤척이거나 불면증이 있거나 잠을 방해하는 무엇이 주위에 있다면 잠이 모자란 상태가 누적되어 일상생활이 몽롱하고 피곤할 것이다. 모자란 잠을 해결하여 몸의 상태를 상쾌하게 해주는 것이 스트레스를 감소시키는 방법이다. 그런데 사람들이 잠에 대해 오해하고 있는 몇 가지 사실이 있다.

적정 수면 시간은 8시간이다?—그렇지 않다. 적정 수면 시간은 사람마다 다르다. 필요한 수면 시간이 다르므로 적게 잔다고 해서 스트레스를 더 받거나 하는 것은 아니다. 반대로 많이 잔다고 해서 스트레스가 없는 것도 아니다. 문제는 자신의 몸은 몇 시간의 수면 시간을 원하느냐이다. 그것을 알아보기 위해서는 1주 혹은 2주 동안 잠을 잔 시간과 다음날 몸 상태를 기록해 보라. 그러면 자신의 적정 수면 시간을 알 수 있을 것이다.

식곤증은 당연한 것이다?—아니다. 오후에 약간 기운이 없다고 느끼는 것은 정상적인 증상이다. 하지만 회사에서 심각한 회의를 하고 있는데 졸고 있다면 이것은 잠이 모자라다는 증거이다. 극심한 피로감과 함께 눈은 따갑고 타는 듯하며 감정적으로도 허약해지고 집중력은 떨어진다. 이런 사람들은 한 가지 시도를 해보자. 평소 잠이 드는 시간보다 한 시간 정도 앞당겨 자는 것을 3~4일 동안 실행에 옮겨보자. 그리고 다음날 자신의 몸 상태를 점검해 보자. 기분이 상쾌하고 다른 사람들 앞에서도 최상의 모습을 유지할 수 있는 자신만의 최적의 수면 시간을 찾은 것이다.

불면증이라면 수면 시간을 조정하거나 낮잠을 자야 한다?—혹시 잠이 들 때까지 30분 이상 걸리는가? 한밤중에 한번 깨면 다시 잠들기 어려운가? 만약 그렇다면 잠이 모자란 이유는 불면증이 있기 때문이다. 불면증이 있다면 침대를 더욱 멀리해야 한다. 억지로 누워 있다고 해서 잠이 올리 만무하기 때문이다. 불면증 때문에 잠이 오지 않는다면 자기 전에 따뜻한 물로 목욕을 하거나 가벼운 운동을 해보자. 그리고 침대에 누우면 긴장했던 근육이 풀어지면서 몸이 편안해질 것이다.

계절별, 두피 유형별 머리카락 관리법

계절별 관리법

여름철 관리법

여름철은 습도가 높고 자외선과 무더운 기온으로 피지가 많아지고 각질이 늘어나 세균이 훨씬 빨리 성장, 번식할 수 있는 계절이다. 여름철에 가장 큰 걱정거리는 무엇보다도 자외선에 의해서 머리카락이 손상되는 것이다. 태양에 장시간 노출된 머리카락의 경우 탄력을 잃게 되는 것은 물론 심하게 건조해져 푸석푸석해지며, 머리카락 표피가 벗겨져 윤기를 잃을 수 있기 때문이다.

특히, 아침 출근을 서두르다 보니 찜통 같은 날씨에도 불구하고 머리가 채 마르기도 전에 질끈 묶는 여성들이 많다. 묶인 머리는 겉은 말라도 속은 땀과 함께 축축한 상태이다. 이것은 높은 온도에 먼지와 축축한 환경이 더해져 비듬균의 번식을 더욱 부추기게 된다. 저녁에도 머리를 감은 후 말리지 않고 그대로 잠자리에 든다면 마찬가지 결과를 초래한다.

여름철에는 무심하게 지나쳤던 이런 습관들이 탈모를 유발할 수 있음을 염두에 두어야 한다. 여름철 두피, 머리카락의 문제점을 효과적으로 예방할 수 있는 방법은 다음과 같다.

두피가 축축해지면 위험하다 ─ 여름에는 땀과 지방의 분비물이 심해 쉽게 두피가 지저분해지는데, 두피를 건조하고 청결하게 유지하지 못할 경우 성장기 모근에 영향을 주어 머리카락의 휴지기가 빨라지게 된다. 따라서 빠지는 머리카락이 많아지게 되므로 여름철 두피관리 소홀은 가을철 탈모에도 영향을 미치게 된다.

강한 자외선으로부터 두피를 보호하라 ─ 강렬한 햇볕은 피부뿐 아니라 머리카락에도 치명적이다. 머리카락의 멜라닌 색소를 파괴해 탈색, 건조시키고, 머리카락 내 단백질을 약화시켜 툭툭 끊어지게 만들기도 한다. 또한 두피가 빨리 노화되는 지름길이다.

바캉스 후에는 파마, 염색 등을 자제하라—바닷가에 있으면 자외선과 함께 염분이 머리카락 바깥층을 파괴해 손상 정도가 더욱 커진다. 따라서 바캉스에서 돌아오면 되도록 염색, 파마, 드라이어 사용은 미루고 충분한 영양 공급을 위해 트리트먼트를 해주어야 한다. 예민해진 두피와 머리카락이 화학 성분의 파마약이나 염색약으로 인해 더욱 민감해지거나 안 좋은 영향을 받게 되는 경우가 많기 때문에 전문가와 충분히 상담하여 관리하는 게 좋다.

수영장에 들어가기 전에 물을 머리에 충분히 적시자—수영장 물에 포함되어 있는 소독약제는 머리카락의 천연보호 성분을 빼앗아 간다. 그래서 수영장에 들어가기 전 샤워실에서 머리카락을 완전히 적셔주는 것이 좋다. 또한 수영 후에는 즉시 샴푸 후 충분히 헹구어주어 수영장 물의 성분을 말끔히 없애야 한다.

비를 맞은 후에는 즉시 머리를 감자—머리가 비를 맞을 경우 비 속에 포함된 대기 중의 각종 오염물질이 두피의 피지 배출을 어렵게 하고, 두피가 습해지면 박테리아균이 번식하기 좋은 조건이 되어 비듬, 탈모 등을 유발한다. 그러므로 비에 젖은 머리는 즉시 감는 것이 최상이다. 그렇지 못할 경우 마른 수건으로 물기를 적당히 닦아낸 후 부드럽게 빗질을 해주는 것이 좋다.

머리카락의 손상

일상 손질에 의한 것	화학 처리에 의한 것	생리적 요인에 의한 것	환경에 의한 것
• 빗질 • 샴푸 • 드라이어 • 커트 불량	• 파마 • 염색	• 호르몬 불균형 • 스트레스 • 편식, 변비 • 과도한 다이어트	• 자외선 • 대기오염 • 건조, 온도 • 해수, 수영장

가을철 관리법

풍요의 계절 가을에 풍성하지 않은 머리카락 때문에 고민인 사람이 많다. 가을은 흔히 탈모의 계절이라고 한다. 여름내 자외선을 심하게 받아 형성된 두피가 가을의 서늘하고 건조한 날씨의 영향을 받아 각질층의 탈모 속도가 더욱 빠르게 진행되기 때문이다. 계곡과 산, 바다 등 휴가지에서 자외선에 노출되는 동안 피부와 머리카락이 눈에 보이지 않는 손상을 입어 각질이 일거나 푸석해진 것을 느끼게 되는 시기가 가을이다. 건강한 머리카락을 유지하기 위해서는 가을철 머리카락 관리 요령을 잘 알아두어야 한다.

동물들이 털갈이를 시작하는 가을철에 사람도 예외 없이 털갈이를 한다. 보통 일반인 머리카락은 하루에 평균 80가닥 정도가 빠진다. 그러나 가을철만 되면 평소보다 많은 양의 머리카락이 빠지는 것을 느낄 수 있다. 가을철 탈모가 일어나는 원인에 대해서는 아직도 정확하게 밝혀진 것이 없다. 하지만 아마도 일조량의 변화에 따른 멜라토닌 분비량의 변화에 의해 탈모가 유발되는 것으로 생각되고 있다.

그러나 가을철 탈모는 특정 부위를 중심으로 진행되는 남성형 탈모증과는 달리 머리카락 전체에서 골고루 빠지며 증상도 일시적이다. 탈모 후 3개월 정도 지나면 빠진 만큼 새로 돋아나므로 대부분은 특별한 치료를 받을 필요는 없지만, 평소 지루 피부염 등이 있는 사람은 두피 건강에 좀 더 신경 쓸 필요가 있다.

두피 유형별 관리법

지성 두피

특징-두피를 만지면 손가락에 기름기가 묻어나오며 피지 냄새가 난다. 피지가 두피 전체를 덮어 모세혈관이 거의 보이지 않는다. 약간의 황색톤이며 얼룩 현상이 보이기도 한다.

관리 방법-잘 씻고 피지 조절에 중점을 두어 관리한다. 염증이 있을 경우는 염증을 치료한 후에 관리한다. 지성 전용 샴푸를 사용하여 매일 저녁 깨끗이 감고 심한 지성일 경우에는 아침에도 간단히 감는 것이 좋다. 보습에도 신경을 써야 하며 유분이 많거나 자극이 강한 화학제품은 피한다. 과다 분비된 피지를 제

두피 유형별 특성

정상 두피	
정상적인 건강한 두피는 부드럽고 탄력이 있으며 표면에 적당한 수분이 유지되며 피지가 적당량 분비된다.	

지성 두피	건성 두피
기름기가 많고 지저분해지기 쉬우며 모공이 많이 열려 있다.	피지 분비량이 적은 피부로서, 수분 부족 증상으로 두피가 지나치게 건조해지거나 두피 표면이 비늘처럼 일어난다.

복합성 두피	민감성 두피
두피가 부분별로 상태가 고르지 못하다. 어느 쪽은 지성인 듯 보이지만 한 쪽은 건성이다.	외부 자극에 과민반응을 보이는 두피이다. 주로 가렵고 따끔거리기도 하며 발진이나 붉은 반점이 나타나기도 한다.

거하고 두피의 보호막을 형성하여 두피 환경을 개선하면서 세균에 대한 저항력을 키워주어야 건강해진다.

건성 두피

특징 — 머리를 감고 2~3일이 지나도 두피에 기름이 생기지 않는다. 두피의 각질층이 많이 보이고 들떠 있다. 창백한 백색의 불투명한 톤이 보인다. 피지 분비가 적어 머리카락이 푸석해 보인다.

관리 방법—두피가 건조하기 때문에 생기는 각질을 제거하고 부족한 수분을 공급해야 한다. 건성 전용 샴푸를 사용하여 매일 저녁 깨끗이 감고 완전히 말린 후 잠자리에 들어야 하며, 과도한 열에 의한 드라이는 두피의 수분을 빼앗을 수 있기 때문에 차가운 바람으로 건조는 것이 가장 좋다. 건조한 두피는 외부의 세균으로부터 두피를 보호하는 능력이 떨어지기 때문에 유분과 수분의 공급으로 보호막을 형성해 주어야 한다.

잠깐!

비듬

비듬은 피부에 각질이 형성되듯이 두피에 형성된 각질에 땀, 먼지 등이 썩여서 생긴다. 보통 비듬은 염증이 생기거나 두피가 건조해지면 잘 생긴다.

지성비듬은 과도한 피지가 원인이다. 피지를 조절하고 균에 감염되지 않도록 관리하는 것이 중요하다. 하루에 두 번 감되 한 번은 비듬 전용 샴푸를 사용하며 다른 한 번은 일반 샴푸를 사용하여 깔끔하게 세정한다. 단, 강한 알칼리 세정 제품은 피하는 것이 좋다.

건성 비듬은 피지가 부족하여 생기는 경우가 많기 때문에 과도한 피지 제거는 피해야 하고, 또한 두피를 건조하지 않게 하는 것이 중요하므로 영양제를 사용하여 두피에 영양과 수분을 공급하고 마사지를 해주어 혈액순환을 원활히 해주어야 한다.

4

탈모, 이렇게 치료한다! : 전문 치료 방법

20대 후반부터 머리카락이 빠지더니 30대 초반에 대머리 증상을 보이는 30세 직장인 동광 씨. 매번 청바지에 모자 차림이다. 다행히 회사에서 복장이 자유롭기 때문에 별 불편을 못 느끼지만, 가끔 회사에 행사가 있거나 선배 결혼식에 참석할라치면 격식을 차려 입어야 하니 모자를 쓸 수 없어 곤욕이다. 그렇다고 동광 씨가 탈모에 관심이 없는 것은 아니다. 텔레비전 건강 프로그램에서 탈모에 대해 다루거나 신문에 대문짝만 하게 난 가발 광고의 '자네, 그렇게 살 텐가'라는 문구를 보면 '탈모를 치료해야겠다'라는 의지가 생기곤 한다. 하지만 그것도 잠시, 지나면 그뿐이다. 친구들은 가발을 써봐라, 머리카락 심는 수술도 있다더라, 하면서 적극적인 치료를 권유하지만 동광 씨는 딱히 내키지가 않는다. 그는 입버릇처럼 말한다. "모자 쓰고 다니면 돼. 가끔 불편한 것은 참을 만해."

초기에 탈모 증세를 경험하는 대부분의 사람들이 착각하는 것이 한 가지 있다. 탈모증은 병이 아니므로 전문적인 치료를 할 필요도 없고 나중에 더 진행이 되고 나서 치료해도 별 차이가 없다고 생각한다. 왜냐하면 탈모증 때문에 생명에 지장을 준다거나 기본적인 의식주 생활이 힘들지는 않기 때문이다. 따라서 살기도 힘든데 지금 치료하기보다는 나중에 생활의 여유가 생기고 나면 치료해야지 하는 생각에 빠지기 쉽다. 하지만 탈모증도 엄연한 병이며, 머리카락이 빠져 나간 자리가 딱딱하게 변하고 나면 더 이상 되돌릴 수 없는 지경까지 이르고 만다. 많은 사람들이 이 사실을 간과하고 탈모증 초기에 신경을 쓰지 않다가 나중에 후회하곤 한다. 어느 날 문득 머리카락이 많이 빠지고 있다고 느꼈다면 빠진 머리카락을 의식적으로 세는 일부터 시작하라. 그리고 전문적인 치료 대책을 세워라.

Chapter 1

약물 치료

　탈모가 제대로 치료되기 시작한 지는 불과 30여년 정도밖에 되지 않았다. 탈모에 효과가 있다고 주장하는 치료제들은 무수히 많지만, 그 효능과 안정성이 입증된 약제는 불과 2~3가지·정도이다. 그나마 자가모발이식술, 국소두피절제술, 임상시험 중인 모발의 줄기세포이식술 등 일부 수술 치료를 제외하면 현재까지 개발된 치료약제들은 탈모를 근본적으로 완치시킨다고 하기보다는, 치료하는 동안만큼 기존의 발생했던 탈모를 다시 원상으로 회복시키고 더 이상 탈모의 발생을 지연시키는 치료이다.

그러므로 탈모를 치료하려면 인내하며 지속적으로 관심을 가져야 한다.

수많은 탈모 치료제가 난무하고 있지만 현재 미국식품의약청(FDA)에서 공인된 남성형 탈모의 치료 약물은 2가지뿐이다. 하지만 현재 탈모 치료를 위해 대부분 공인받지 못한 약제나 탈모 관련 미용제품들을 주로 이용하고 있다는 점이 안타깝다.

미녹시딜

원래 미녹시딜은 1970년대 초반 먹는 고혈압 치료제로 처음 개발되었으나, 복용하는 사람들에게서 흔한 부작용 중 하나로 다모증이 발생함에 따라 남성형 탈모 치료제로 개발되기 시작했다. 현재, FDA에서 공인하는 유일한 바르는 형태의 남성형 탈모의 치료제로 많은 환자에게 효과적으로 사용되고 있으나, 오랜 치료의 역사에도 불구하고 모발이 다시 자라나는 이유에 대해서는 밝혀진 것이 없다.

미녹시딜을 바르기 시작하면, 치료를 시작한 지 약 6개월 이후에 효과가 처음 나타나기 시작하며, 최대 효과는 약 1년 후에 나타난다. 그러나 미녹시딜의 사용을 중지하면 2개월 정도 후부터는 다시 탈모가 나타난다.

미녹시딜은 모낭에 작용하여, 작아진 모낭을 다시 정상적인 크기로 돌아오도록 만들어주며, 새로운 모발이 형성되도록 두피를 자극하게 된다. 일반적으로 2~3%와 5% 농도의 제품이 출시되어 있으며, 2~3% 농도의 미녹시딜은 주로 여성형 탈모에 이용하고 있고, 5% 농도의 미녹시딜은 남성형 탈모에 이용되고 있다. 그러나 여성형 탈모 또한 경우에 따라서 5% 농도의 미녹시딜을 사용하도록 권유하기도 하며, 최근 유럽을 비롯한 서양에서 7~12.5% 미녹시딜이 사용되고 있기도 하다. 기존의 3%와 5%에 비해 더 많은 발모 효과가 있다는 보고들도 있어, 머지않아 한국에서도 곧 선보이지 않을까 예상하고 있다.

미녹시딜은 일반적으로 하루에 2번 두피에 직접 바르는 방법으로 사용되며, 간혹 자극으로 인해 사용하기 어려운 경우도 있다. 미녹시딜은 다른 약제들과 다른 방법을 통해 모발이 자라나는 것을 촉진하므로 병행해도 무방하다.

피나스테라이드

남성 호르몬이 탈모에 가장 큰 영향을 끼치는 DHT로 변하려면 5-알파 환원효소라는 효소의 작용을 거쳐야 하는데 이 작용을 차단하는 약물이다. 항간에 이 약물을 복용하면 정력이 감퇴된다는 얘기가 있지만, 그런 염려를 할 필요 없이 안전하게 복용할 수 있는 약물이다. 이 약은 원래 남성 전립선 비대증 치료제로 개발되었으며, 피나스테라이드로 치료한 초기에는 성욕감퇴나 성기능 이상이 일부 보고되었다. 하지만 용량을 1/5 줄여서 탈모약으로 다시 개발된 이후에는 약을 먹지 않은 일반인이나, 약을 먹은 탈모환자나 성기능 이상이 발견되지 않아 현재는 성기능 감퇴에 대한 우려가 상당 부분 해소되었다. 만의 하나 이러한 부작용이 발생하더라도 약 복용을 중지하면 24시간 이내에 대부분의 약물이 몸에서 빠져나가므로 다시 원상 회복된다.

일반적으로 이 약을 복용했을 경우 99%는 더 이상 탈모가 생기지 않게 되고, 70~80%의 경우는 탈모되기 전 상태로 돌아오는 효과를 볼 수 있다. 일반적으로 1년 6개월 ~ 2년 정도가 지나면 최대한 개선 효과를 볼 수 있으며 이후로 약을 계속 복용하면 효과를 계속 유지할 수 있다.

특히 두정부에 효과가 있는지 확인하기 위해서는 최소한 6개월 이상 치료해야 한다. 이 약을 복용할 때 주의해야 할 사항은 절대 임산부 또는 임신 가능한 시기의 여성들에게 노출되어서는 안 된다는 점이다. 임신 중인 여성이 복용할 경우 태아가 여자면 큰 문제는 없지만, 태아가 남자 아이일 경우 태아 성기의 모양에 이상을 유발할 수 있기 때문이다.

두타스테라이드

이 약은 피나스테라이드와 비슷한 작용을 하는 약으로 이것 역시 전립선비대증 치료제이다. 5-알파 환원효소에는 2가지 형태가 있다. 피나스테라이드는 그 중 1가지의 작용만 막아주

고, 두타스테라이드는 2가지 작용을 다 막아준다. 따라서 효과
는 더 큰 것으로 생각되고 있으며 실제로 피나스테라이드에 별
다른 호전이 없는 경우에도 두타스테라이드를 복용하면 탈모
가 호전되는 경우를 볼 수 있다. 안타깝지만 이 약은 아직 모발
전용으로 나온 제품이 없으며 전립선비대증 치료 용량 그대로
복용하는 수밖에 없다. 성기능 감퇴가 약 6~7%에서 보고되고
있으며, 약 복용을 중지한 후에도 약 3주 정도 몸에 남아 있으
므로 약을 끊은 다음에도 약 1달 후에나 정상으로 돌아올 수 있
다. 하지만 추후 탈모약으로 개발될 용량의 약에서는 아마도 성
기능 감퇴가 훨씬 적은 빈도로 나타나지 않을까 기대해 본다.

트리코민

트리코민은 1990년대 초에 구리 복합체를 쥐에 처리한 후 쥐
의 털이 현저하게 잘 자라나는 것을 관찰하고 이를 임상적으로
이용하기 시작했다. 실제로 사람 머리카락의 성장 효과에 대해
서는 쥐 실험에서만큼 만족할 만한 효과가 아니었지만, 그래도
어느 정도 상당한 발모 효과가 있는 것으로 알려져 있다. 현재
미국 FDA의 탈모 임상 2기까지 사용효과가 승인되어 있으며,
특히 다른 약제들에 비해 여성에게 안전하다고 할 수 있다. 현재
바르는 약과 샴푸 등으로 개발되어 있다. 특히 다른 신체 부위에
비해 머리카락은 구리에 대해 친화력이 높다.

트리코민이 탈모를 억제하는 원리는 탈모의 원인인 5-알파 환원효소 1형과 2형의 억제, 세포외 기질의 합성을 통한 모발의 성장주기의 정상화, 새로운 혈관 형성을 통한 모낭 내에 산소 및 영양 공급의 원활화, 각종 성장물질의 분비 촉진, 항염증작용으로 모발 성장의 방해 요인의 효과적인 제거 등으로 알려져 있다.

태반제제

태반에는 각종 성장 촉진 성분들이 많이 포함되어 있다. 그래서 일본을 중심으로 각종 피부 질환에 태반제제가 효과가 있음이 임상적으로 입증되기 시작하면서 최근에는 탈모 방지와 육모효과에 대해서도 태반 추출물의 사용이 논의되고 있다. 유럽의 몇몇 논문에서는 여성형 탈모를 비롯한 각종 탈모에 효과적이라는 보고도 있다. 실제로 각종 태반제제들이 사용되고 있으나, 안전성이 검증되지 않은 제품들도 함께 출시되어 있으므로 자신이 사용하는 제품의 안전성 여부를 미리 피부과 전문의와 상담 받는 것이 좋다. 다행히 우리나라도 태반의 안전성 여부에 대한 인식이 고조되면서 관련 법규들이 재정비되고 강화될 예정이라고 하므로, 안전성 문제에 대한 논란은 머지않아 해결될 것으로 기대하고 있다. 태반 제품의 경우 유럽, 일본과는 달리 아직 미국에서는 사용이 활성화되지 않아서, 다른 탈모 치료제들에 비해 연구가 미흡한 면이 있다.

유전자 치료

가까운 미래에는 유전자를 이용해 탈모를 치료할 수도 있다. 현재
는 탈모 유전인자의 유전자 구조를 이용하여 모낭에 직접 원하는
DNA코드를 전달하는 방법이나 탈모 유전자 발현을 차단하는 치
료법을 개발하고 있다. 그러나 이러한 치료의 효능성, 치료 비용,
안전성, 후대에 미칠 영향 등 아직 명확하지 않은 점이 많다. 그
러므로 유전인자를 이용한 치료 방법이 현실화되기까지는 상당
한 시간이 걸릴 것이다.

약물치료 후 주의해야 할 점

탈모 환자들이 가장 많이 질문하는 것은 언제까지 치료해야
하는지이다. 실망스러울지 모르겠지만 아직까지 약물치료를
중단한 이후에 탈모 개선 효과가 지속되는 방법은 없으며, 탈모
치료는 평생 지속적으로 해야 한다. 그렇다면 평생 동안 약을
먹고 발랐을 경우에 장기 부작용은 없는지 궁금할 것이다. 그것
은 크게 걱정할 필요가 없다. 간에 대한 독성 여부도 걱정할 정
도가 아니며 원래 간이 건강한 사람이라면 1년에 한 번 정도 간
검사를 받아보는 정도로 충분하다. 이 정도는 대부분 정기적인

신체검사 때에도 하므로 추가적으로 시간을 낼 필요는 없다. 하지만 간질환이 있는 경우에는 2~3개월에 한 번 정도 간수치를 확인하면서 약을 복용하는 것이 좋고 술 또는 다른 약제의 사용도 주의해야 한다.

무엇보다도 가장 중요한 것은 약을 지속적으로 사용해야 한다는 점이다. 보통 약물치료 후 1년 반에서 2년 정도가 되면 약물치료로 얻을 수 있는 효과를 최대한 확인할 수 있다. 이 이후에도 약물치료를 지속해야 이제껏 가꾸어 왔던 머리카락을 제대로 지킬 수 있는 것이다. 바르는 약의 경우도 비슷하다. 약품 설명서에 있는 내용대로 사용한다면 장기간 사용에 따르는 부작용은 크게 염려할 필요가 없다. 혹시 먹는 약, 바르는 약 모두 약물에 대한 약간의 부작용이 발생하더라도 약 사용을 중지하기만 하면 곧바로 회복이 되는 장점이 있어서 안전하게 사용할 수 있다.

Chapter 2

수술 치료

자가 모발이식술 (모낭군 이식술)

뒷머리를 떼어내어 앞이마로 옮겨 심는 방법이며, 주로 앞머리의 모양(헤어라인)을 만들기 위해 시행한다. 뒷머리를 띠 모양으로 잘라낸 다음 한 올 한 올 분리해 내어 샤프처럼 생긴 도구를 이용해서 옮겨 심는다. 현재 한국에서 가장 많이 시행하고 있는 보편적인 수술 치료 방법이며, 약물 치료에 비해 좀 더 근본적으로 탈모를 치료할 수 있다는 점이 가장 큰 장점이다.

과거에는 무조건 많은 수의 모낭을 이식하는 것이 좋은 것으로 생각했으나, 최근에는 그것보다는 모낭의 수가 적더라도 자연스러운 모습을 연출하는 방법을 더 선호한다.

수술 후 경과

수술 후 가벼운 통증과 출혈이 있을 수 있고 수술 부위 및 얼굴이 부을 수 있다. 이식 수술한 부위에는 서서히 딱지가 앉게 되고 특별한 치료는 하지 않아도 된다. 그러나 뒷머리에 봉합된 실은 수술 후 7~14일경에 반쯤 뽑게 된다. 이식된 부분에서는 수술 후 3주 정도가 되면 이식한 모낭의 80% 정도에서 머리카락이 빠지기 시작한다. 그러나 이식된 모낭은 건재하므로 걱정할 필요는 없다. 수술 후 3~6개월 사이에 이식된 모낭에서 머리가 나기 시작하는데 정확히는 3~4개월 사이에 40~70%, 4~6개월 사이에 70~90% 이상이 자라게 된다. 머리카락은 1개월에 1cm씩 성장하므로 수술 후에 이식된 머리카락이 3~7cm 정도 성장하여 어느 정도 만족스런 미용 효과를 얻기 위해서는 최소한 6~10개월 정도 기다려야 한다. 새로운 머리카락은 처음에는 가늘게 나오다가 점차 머리카락이 굵어져서 원래 있던 후두부 머리카락의 굵기로 자라게 된다. 처음에는 약간 곱슬거릴 수 있으나 성장이 계속됨에 따라 점차 원래의 형태를 갖게 된다.

2차 수술 시기

대개 2차 시술을 계획하는 이유는 머리숱을 더 많게 하기 위해서이다. 그리고 1차 시술보다 이마 선을 더 정교히 하거나 이마선의 머리카락 볼륨을 증가시키기 위해서 평균적으로 머리카락 이식 후 약 3~4개월 후에 머리카락 성장이 시작되며 점차 굵어지고 길어진다. 그러나 1년이나 그 이상에 걸쳐 성장이 지연되는 경우도 있다. 수술 후 미용적으로 적절한 평가를 내리기 위해서는 최소한 8~12개월을 기다려야 하며 이 시기를 지난 이후에 2차 수술을 고려하는 것이 좋다. 2차 수술 시기는 1차 시술 후 최소 10개월 이후로 계획해야 한다.

잠깐!

머리카락 이식 후 관리

머리카락 이식 후 심은 머리카락 외에 더 이상 탈모가 진행되는 것을 늦추기 위해 피나스테라이드 복용과 미녹시딜 등의 바르는 약제, 보조적인 제품 등을 사용한다. 최근에는 두피 관리나 메조테라피(주사로 약물을 직접 투입하는 것)를 보조적으로 해주는 방법도 있다. 두피 관리에 사용하는 장비에는 심부열에 의한 신진대사 활성화를 유도하고, 세포 기능 증진과 혈액 순환 촉진, 영양분과 산소의 원활한 공급으로 머리카락과 두피에 도움을 줄 수 있는 고주파 장비가 있다.

또한 혈액 순환 촉진, 세포 대사를 활성화시킴으로써 제품의 침투를 도와 약제 흡수율을 높이고, 살균, 소독, 진정 효과를 줄 수 있는 적외선 장비가 있다.

또한 액시덤*Acthyderm*(피부에 약한 전기자극을 주어 약품이 피부 깊숙히 들어가게 해주는 장비) 등을 이용하면 탈모에 효과적인 약물 성분을 두피에 직접 주입함으로써 혈액순환을 촉진시키고 모낭에 영양분 공급을 증가시켜 탈모를 지연시킬 수 있다.

국소두피절제술

쉽게 설명하면 탈모가 심한 부위를 칼로 도려내고 주변에 탈모가 없는 부위를 끌어당겨서 서로 이어주는 방법이다. 주로 캐나다와 미국과 같은 북미의 백인들 사이에서 많이 시행되고 있다. 한국이나 일본과 같은 동양인에게는 수술 디자인이 어렵고, 수술흉터가 남아서 많이 시행하고 있지는 않다. 다만, 흉터 또는 화상과 같은 여러 가지 원인으로 인한 국소적인 탈모의 경우에는 선택적으로 시행되고 있다.

줄기세포/모낭세포 이식술

최근 전 세계적으로 많이 연구되고 있는 머리카락이식술 중 하나이다. 모낭은 표피줄기세포와 간엽줄기세포의 복합적인 상호작용에 의해 만들어지며, 골수조직, 지방조직, 피부와 같은 곳에서는 성인이 되어도 줄기세포가 남아 있다. 줄기세포/모낭세포 이식술은 줄기세포 또는 모낭세포를 이용해서 머리카락을 다수로 키운 후 다시 심어주는 방식이다. 환자에게서 소량의 세포만 떼어내도 증식 과정을 통해 많은 세포를 만들 수 있어서 떼어낼 수 있는 머리카락이 별로 없는 남성형 탈모 환자들에게 좋은 치료법이 될 수 있다.

하지만 아직까지는 기초실험 또는 동물실험에 국한된 방법들이 대부분이고, 몇몇 제한된 인체실험에서도 두껍고 굵은 머리카락을 만들어내지는 못했다. 또한 이식과 관련된 안전성 문제가 완전히 해결된 것은 아니어서 풀어야 할 문제점들이 많은 것은 사실이다. 그러나 머지않은 미래에 머리카락의 줄기세포이식술이 기존의 다른 수술법들을 대체할 가능성이 높다고 많은 학자들은 전망하고 있다.

반영구화장술

반영구화장술이란 일반 문신과 비슷한 방법을 사용하지만,

피부의 표피에만 색소를 침투
시켜 그 상태를 3~5년간 지속
시키다가 서서히 지워지게 하
는 화장술이다. 이미 미국이나
유럽에서 안전성과 효과가 입
증되어 대중화된 치료 방법이
며, 최근 국내 병원에서도 많이
시술되고 있다. 평생 똑같은 문
신모양으로 살아가는 것이 아
니라 나이와 시대의 유행에 맞
게 다시 고칠 수 있으며, 남성
형 탈모증, 여성형 탈모증, 백
반증*, 화상 흉터 치료에 적용
이 가능하다.

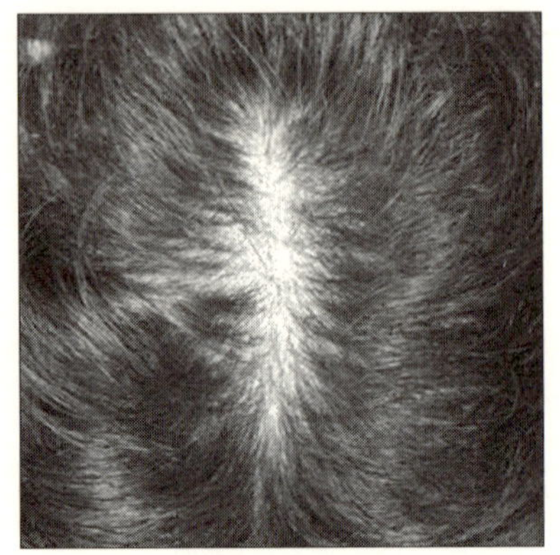

반영구화장 전

반영구화장은 자연스러운 색
상 연출이 가능하며, 여기에 사
용되는 재료는 피부에 침투해
도 안전하고 변색이 없는 약품

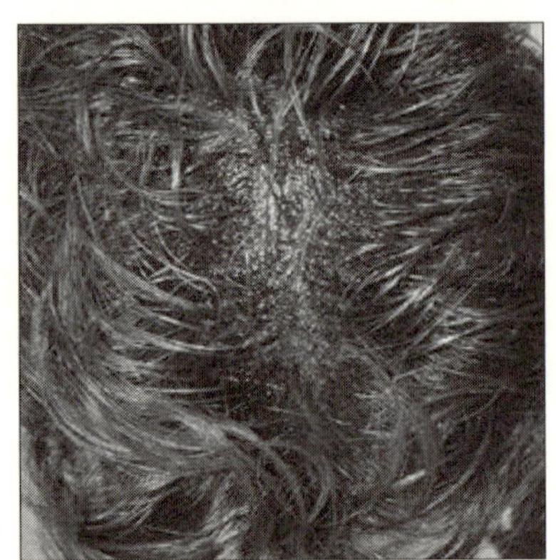

반영구화장 후

으로 미국 FDA에서 승인받은 안전한 제품이며, 알레르기 테스
트를 거쳐 사용하기 때문에 부작용도 없다.

남성형 탈모증의 약물치료, 머리카락이식술과 겸해서 치료 효
과를 높일 수도 있으며, 초기 탈모 환자의 두피에 반영구화장을

시술하면 탈모 부위를 감출 수 있다. 여성
형 탈모증일 경우 앞이마 선은 잘 보존되어
있으나 머리 위 가운데 부분의 머리카락 밀
도가 감소되어 있으므로 반영구화장술을
적절히 시행하면 미용적인 만족도를 높일 수 있다.

❗ 백반증
피부에 멜라닌 색
소가 없어져 부분
적으로 흰색반점
이 생기는 병

Chapter 3

가발

 '가발' 은 탈모증을 적극적으로 치료하는 방법이라고 말할 수는 없다. 그럼에도 불구하고 가발은 수술 혹은 약물치료와 달리 효과가 나올 때까지 많은 시간을 기다릴 필요 없이 착용 후 바로 효과를 본다는 장점 때문에 많은 탈모 환자들이 이용하고 있다. 또한 심리적으로 안정감을 찾고 다른 치료 방법에 비해 비교적 쉽게 미용적 효과를 얻을 수 있는 방법이기도 하다. 특히 소아 청소년기의 전두탈모증 혹은 수술을 했으나 효과를 보지 못한 남성형 탈모 환자의 경우 가발이 효과적이다. 가발은 실제 사람의 머리카락을 이용해 만든 인모 혹은 인공적으로 만든 인조모를 이용해 제작된다. 최근에는 기술의 발달로 가발로 이용되는

Q : 인모와 인조모는 어떻게 다른가?

A : 인모는 사람의 실제 머리카락을 화학 처리하여 만든 것으로 모발의 윤기나 질감이 자연스러우며, 염색이 가능하기 때문에 본인의 머리카락 색과 일치시킬 수 있고, 필요한 경우 파마를 하여 다른 스타일로 연출할 수도 있다. 하지만 인조모에 비해 가격이 비싸고, 탈색될 우려가 있으며, 가발 세척 시 엉키기 쉽고, 털이 잘 빠질 수 있어 평소에 주의하여 다루어야 하고 정기적인 수선 또한 필요하다.

인조모는 사람의 머리카락과 비슷하게 만든 합성 섬유로, 인모에 비해 저렴하며, 가볍고 손상을 받아도 잘 끊어지지 않는다. 또한 머리카락의 모양에도 변화가 없고, 쉽게 엉키거나 빠지지 않으며 세척 후 말릴 때에도 실제 머리카락을 말리듯 자연건조하면 된다. 하지만 열에 약해 뜨거운 물이나 헤어드라이어를 사용하지 말아야 하며, 털의 질감이 사람의 머리카락과 다르기 때문에 햇빛이나 밝은 조명 아래서 빛을 반사하는 일이 많고, 윤기가 자연스럽지 않아 진짜 머리카락이 아닌 느낌을 직접적으로 받게 된다. 또한 염색이 불가능하기 때문에 본인의 머리카락 색상과 잘 어울리는 것으로 선택해야 한다.

맞춤가발인 경우 인모와 인조모를 적당한 비율로 섞어서 제작하는 경우가 많기 때문에 인모와 인조모의 장점을 고루 나타낸다.

만들어진 머리카락이 실제 머리카락과 거의 유사하여 구별이 어려울 정도이다. 그래서 탈모증을 겪는 많은 사람들 중 '가발'로 수술이나 약품을 대신하는 사람들이 많아졌다. 그리고 머리에 붙이는 방법도 여러 가지로 개발되어 사회에서 활동하는 데에도 큰 무리가 없어졌다.

가발의 종류

가발의 종류는 용도, 형태, 맞춤 여부, 붙이는 방법에 따라 나뉜다. 용도에 따라 탈모용 가발과 패션용 가발, 형태에 따라 머리 전체를 감싸는 전체가발과 머리 일부를 덮는 부분가발로 나눌 수 있다. 또한 맞춤 여부에 따라 이미 만들어져 있는 기성가발과 탈모 상태에 맞게 주문 제작하는 맞춤가발로 구분할 수 있다. 기성가발은 비교적 저렴하고, 바로 사용할 수 있는 장점이 있는 반면, 털이 부드럽지 못하고, 무거운 단점이 있다. 이에 비해 맞춤가발은 개개인의 특성에 따라 어울리는 털의 색상이나 스타일 선택이 가능하며, 머리 모양과 탈모 부위의 크기에 맞추기 자연스러운 장점이 있지만 가격이 비싸고, 가발의 털이 뽑히기 쉬우며, 주문한 후 수 개월을 기다려야 하는 단점도 있다.

가발을 머리에 붙이는 방법에 따라서는 접착식 가발과 탈착식 가발로 나누며, 두 가지 방법을 혼합한 가발도 있다. 탈모 부위를 면도한 후 인체용 접착제를 바르고 가발을 붙이는 접착식 가발은 대개 대머리 환자에게는 사용하지 않고 머리의 일부분만 빠진 남성형 탈모증 환자에게 주로 사용한다. 접착식 가발은 탈착식 가발에 비해 안정적이며 자연스럽고 탈모 부분에만 붙이므로 작고 가볍다. 약 1개월 정도 계속 붙이고 있을 수 있어서 편리하지만 심한 충격을 주면 가발이 쉽게 손상되며, 벗을 수 없기 때문에 답답하고 관리하기가 불편하다. 또한 가발을 붙인 부위의 머리카락이 새로 자라기 때문에 주기적으로 다시 붙여야 하는 불편한 점도 있다.

탈착식 가발은 클립과 같은 고정 기구를 이용해 탈모 부위 주위의 남아 있는 머리카락에 가발을 고정하는 방법을 사용한다. 일반적으로 뒷머리와 옆머리는 기존의 머리카락이 있는 부위에 클립을 이용해 가발을 고정하고, 가발의 앞부분은 양면 테이프 등을 이용해 부착한다. 탈착식 가발은 가발 착용이 필요할 때만 착용하고 샤워할 때나 잘 때는 가발을 벗고 지낼 수 있어 편리하다. 또한 부착을 자신이 직접 하기 때문에, 따로 관리 비용이 들지 않는다. 그러나 안정감 면에서 접착식 가발보다는 떨어지기 때문에 머리를 손으로 잡아채거나, 수영을 하거나, 과격한 운동을 할 때 벗겨질 수 있다. 또한 머리에 완전히 밀착되지 않기 때문에 자연스러움이 덜하지만 착용기술에 따라 보완할 수 있다.

혼합식 가발은 변형된 탈착식 가발이라고 할 수 있는데, 접착식 가발과 탈착식 가발의 중간 형태로 두 가지 방식의 단점을 보완한 형태이다. 탈모 부위를 면도한 뒤 두피에 접착식 가발을 붙인 후 착용을 한 채 자거나 샤워를 할 때는 벗을 수 있고 수영이나 심한 운동도 할 수 있어 일상생활이 자유롭고 수명도 접착식 가발보다 길다.

가발의 가격

가발은 그 재질이나 종류에 따라 가격대가 굉장히 다양하다. 부수적으로 선택하는 사양에 따라 많은 추가 비용이 들어갈 수 있으므로 가발의 선택에 있어서 내가 원하는 스타일의 가발이 어떠한 것인지 신중하게 생각해야 한다.

대개의 경우 모발이식에 비해 가발이 비용이 저렴하다고 생각하지만, 꼭 그렇지는 않다. 가발에도 가격 차이가 많으며 중간 관리비용이 추가로 들어간다는 점을 충분히 고려해야 한다.

> ## 가발의 의료보험 적용 여부
>
> 탈모 중 영구적으로 머리카락이 빠지거나, 두피 전체에 탈모증이 있는 경우 가발은 중요한 치료 수단이다. 현재 미국의 의료보험에서는 탈모환자들이 의사의 처방에 의해 가발을 구입하면 의료보험 혜택을 주고 있는데, 화상에 의한 탈모, 전두탈모증 두부백선에 의한 탈모, 항암치료에 의한 탈모, 방사선 치료에 의한 탈모환자 등 많은 경우가 의료보험 혜택을 받을 수 있다. 국내에서도 대한피부과학회 등의 단체들이 가발의 의료보험 적용을 위해서 노력하고 있지만 아직 시행되고 있지는 않다. 보다 많은 탈모 환자들의 관심이 필요하다.

가발의 관리 및 세척

탈착식 가발의 경우, 가발의 위생 관리를 위하여 주기적으로 세척을 해주어야 한다. 가발을 뒤집은 다음 인모는 미지근한 물, 인조모는 차가운 물에 담가 세정력이 약한 샴푸를 몇 방울 떨어뜨린 후 가볍게 저어준다. 인모의 경우에는 머리카락과 같은 윤기를 내기 위해서 샴푸 성분을 완전히 제거한 후, 빗을 이용하여 린스를 15분 정도 모발 전체에 골고루 바른 후 헹구어

주어야 한다. 이때 린스가 완전히 제거되지 않으면, 모발의 광택이 떨어지고 머릿결이 가라앉을 수 있다. 세척 후 가발 안쪽을 밖으로 다시 뒤집고 마른수건 위에 얹어 자연 건조시키는 것이 가장 좋다. 일단 건조가 끝난 후에는 필요한 경우 빗으로 빗어주고 가발 보관용 스탠드에 걸어주는 것이 좋다. 빗으로 빗어 줄 때 빗살이 너무 촘촘한 빗으로 빗으면 가발이 손상될 수 있으니 주의해야 한다.

가발 이용 시 주의할 점

가발을 쓰면 공기가 잘 통하지 않기 때문에 두피에 이상이 올 수 있다. 탈착식 가발의 경우 가발을 붙인 부위에 피부염이 발생할 수 있으며, 클립식 가발의 경우 장기간 사용하면 머리카락을 잡아당겨서 생기는 견인성 탈모증(traction alopecia)이 발생하기 쉽다. 양면테이프를 사용하면 잘 떨어지기 쉬우므로 땀이 많은 환자나 여름에는 피하도록 한다.

접착식 가발의 경우 탈모 부분의 머리를 밀고 가장자리 부분에 접착제를 이용하여 가발을 부착하는 방식이기 때문에 견인성 탈모증이 일어나기 쉬우며, 또한 머리를 시원하게 감을 수 없기 때문에 악취가 날 수 있으니 주의해야 한다.

가발 선택 시 주의할 점

　가발을 고를 때는 너무 진지하거나 심각하게 생각하기보다는 자신이 좀 더 개성적으로 보일 수 있다는 희망을 가지고 선택하는 것이 좋다. 우선 좋은 가발 공급자를 선택해야 한다. 경험이 많은 공급자는 환자의 자연산 머리카락과 가발의 색, 질감을 적절히 조화시켜, 환자의 얼굴과 두피모양에 제일 적합한 가발을 권해줄 수 있다. 즉, 가발 공급자는 가발을 구입하려는 사람의 생활양식, 예산, 기존의 모발색 등에 따라 적합한 가발을 선택하도록 도와주는 역할을 해야 한다. 환자 자신도 자신이 원하는 스타일을 공급자에게 분명하게 말하고 충분히 이해시킬 수 있도록 원하는 유형의 헤어스타일 사진을 가지고 가서 보여주면 도움이 된다. 원하는 스타일의 가발을 착용해보기 전에는 구입하지 말고, 만일 가발을 직접 보지 못하고 주문을 한다면, 환불이 가능한지 확인하고 계산을 해야 한다.

5

단 한 가닥의 머리카락을 위하여

시작은 항상 어려운 법! 방법을 알아도 실천하지 않으면 아무 소용 없습니다.

당신의 마음을 한 번 더 보듬어줄 격려의 말에 귀 기울여 보세요.

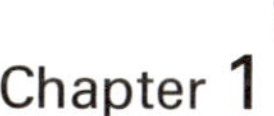

Chapter 1

불운을 행운의 기회로 삼아라!

변화하려면 시작 단계가 가장 힘든 법이다. 하지만 벌써 당신은 시작 단계를 넘어서지 않았는가? 용기를 내자. 그리고 긍정적인 방향으로 생각하자. 당신은 아무 것도 안 하고 머뭇거리는 사람보다 훨씬 앞으로 나아간 사람이다.

머리카락이 빠졌다고 힘까지 빼지 마라!

이렇게 생각해 보자! 오늘은 머리카락이 이렇게 많이 빠졌지만 지금 나는 나아지기 위해 노력하고 있으며, 방법을 알고 있고,

실천하려는 의지도 있으므로 오늘보다 내일은 빠지는 머리카락 수가 적을 것이라고.

많은 탈모증 환자들이 고통스러운 심정을 생각보다 드러내기 어려워한다. 사람들이 '대머리'에 대해 병이라고 생각하기보다는 약간 유머러스하다고 느끼기 때문이다. '대머리' 하면 떠오르는 이미지들이 코믹하고 가볍기 때문일 것이다. 그래서 매일 빠지는 머리카락에 한숨을 쉬면서도 선뜻 고민을 털어놓고 방법을 구하기를 꺼려하는 것 같다.

하지만 탈모증도 엄연한 병이다. 모든 병이 마찬가지지만 초기에 발견하여 치료하면 완벽하게 나을 수 있는데, 치료시기를 놓쳐서 병을 키우는 경우가 많다. 병을 발견하면 혼자서 고민할 게 아니라 주위 사람들에게 털어 놓고 방법을 모색하는 것이 바람직하다. 그런데 이 시점에서 그러한 바람직한 방법을 생각해 낼 수 없는 이유는 '나에게 이런 불행이 닥치다니'라는 적잖은 충격 때문인 것 같다.

불행은 우리 모두에게 찾아올 수 있다. 어쩌다가 한 번씩 닥쳐오는 일이 아니다. 누구도 예외일 수 없다. 아마도 자신에게 불행이 찾아왔다는 사실 하나만으로 치료를 하는 도중에도 의욕을 잃고 지속적인 치료를 받을 의지를 잃을 일도 생길 것이다. 우리가 통제할 수 없는 힘과 상황에서 비롯되는 불운은 언제나 예방할 수 있는 것이 아니다. 단지 우리가 할 수 있는 일은 불행을 삶의 불가피한 한 부분으로 받아들이는 것이다.

가장 좋은 방법은 이러한 불행을 예상하는 일이다. 불행이 나에게 언제 얼마만큼 심한 타격으로 다가올 것인가를 예상하여 이에 대처하는 것이 가장 현명한 방법이다. 역경을 딛고 일어선 사람들은 불행을 현명하게 극복하면서 육체적, 정신적 성장을 이룬 사람들이다. 불행에 대해 생각을 고치면 불행은 장애물이 아니라 내가 성장하기 위한 다리라는 사실을 깨달을 것이다. 머리카락이 빠지기 시작한다고 힘까지 빼면 곤란하다. 앞으로 나아가기 위해 부정적인 것을 긍정적인 것으로 바꾸겠다고 다짐하라. 그것이 '빠진 머리카락에 대처하는 우리의 바람직한 자세'이다.

긍정적인 압력을 이용하라!

당신은 이제 열의에 가득 차서 변신을 도모하기 시작했다. '곧 내 머리카락을 되찾을 수 있어!' 의지에 불타는 당신은 머리카락에 좋다는 것은 모두 섭렵하고 인터넷에서 정보를 뒤지며, 다른 사람들의 조언도 열심히 구한다. 그러다 며칠 후 머리카락이 더 많이 빠지고 있다는 사실을 깨달았다. 그러면 금세 당신의 의욕은 사라진다.

또 다른 당신은 당신의 탈모증에 대해 이러쿵저러쿵 말을 듣기가 정말 싫다. 그냥 조용히 넘어갔으면 하는 바람이다. 탈모증을 치료하는 것도 조용히 남모르게 하고 싶다. 그러다가 가장 가깝다는 친구가 "너, 요즘 고민이 많아? 머리숱이 더 없어진 것 같아."라는 한 마디만 해도 그나마 있던 치료 의욕마저 싹 사라져버린다.

사람들은 그 어떤 스트레스나 압력을 받기 싫어한다. 가능한 편안하고 아무 걱정 없이, 아무 고민 없이 살고 싶어 한다. 이러한 성향은 태어나서 집이나 사회에서 생활하면서 길러지는 것 같다. 그런데 탈모증을 치료하기로 결정한 이상, 당신은 이러한 습관을 버려야 한다. 사람들이 어떠한 결심을 실천으로 옮길 때는 어떠한 '압력'이 반드시 필요하기 때문이다.

압력을 받아서 일을 성공으로 이끄는 사람들이 우리 주위에는 많다. 불타는 건물에서 어린 아이를 구해내는 소방관, 경기 종료 시간을 5초 남겨 놓고 골을 넣는 축구 선수, 마지막 힘을 다해 최정상에 기어코 오르고 마는 암벽등반인, 죽음의 찰나에서 환자의 생명을 건지는 의사. 이런 사람들은 자신도 알지 못하는 무의식의 능력으로 압력을 극복하고 성공한 사람들이다.

사람들은 대체로 '압력'을 나쁘게만 본다. 대부분의 사람들은 압력을 현실적인 강력한 추진제가 아닌 장애요소라고 본다. 그러나 우리는 매번 압력 덕분에 '긴장'을 통해서 진보하고 성장한다. 같은 원리가 직장, 대인관계, 지식 성장에도 적용될 수 있다.

적절한 자극은 우리가 현실에 안주하지 않고 계속 발전할 수 있도록 돕는다.

그런 압력을 이제부터 '긍정적인 압력'이라고 부르자. 탈모증을 치료하기로 결정을 했다면 '긍정적인 압력'에 익숙해지도록 적절한 자극을 받아들이자. 압력이 있는 상황을 피하거나 그런 상황을 애써 모른 척하지 말고 적극적으로 정면으로 맞서자. 더 나아가 긍정적인 압력을 내뿜는 도전적인 일을 찾아 몸소 자극을 느끼자. 그러면 긍정적인 압력으로 인해 당신의 숨어 있던 잠재력을 깨우게 될 것이며 보다 큰 잠재력으로 발전시킬 수 있다. 즉 '긍정적인 압력'은 '긍정적인 결과'를 가져온다.

이런 긍정적인 압력을 우리는 가끔 모르고 사용하는 경우가 있다. 자신이 계획한 일을 제대로 실천하지 못할 때 벌금을 문다든가, 친구들이나 동료들과 조건을 걸고 약속을 깨기 싫어서 실천을 한다든가, 어떠한 대상을 정하여 경쟁을 한다든가, 실천을 잘했을 때 스스로 선물을 하는 것들은 사실 이제까지 우리가 사용해 온 '긍정적인 압력'을 이용하는 것들이다.

탈모증이 치료되길 원하는 사람들이나 탈모를 예방하고 싶어서 계획을 짠 사람이라면 적당히 편안하게 실천에 옮길 생각은 버려라. 곧 그 결과에 실망하게 될 것이다. 당신이 머물러 있던 그 '안락한 자리'는 목표를 달성하려는 당신에게 가장 불편한 자리였다는 것을 깨닫게 될 것이다.

기회는 지금이다!

당신의 머리카락이 많이 빠진다는 사실을 처음 알았을 때의 기분을 다시 한 번 생각해 보자. '내 나이에 탈모라니.' 너무 우울한 사실이 아닌가. 하지만 당신은 이 책을 통해서 당신에게 닥친 불행을 행운의 기회, 탈모증을 앓기 전보다 더 건강한 머리카락을 가질 기회로 생각하기로 했다. 그리고 조금의 압력이 가해지더라도 당신의 의지를 굽히지 않겠다고 결심했다.

그런데 그렇게 결심을 하고 나니 갑자기 앞이 막막하다면, 결심만 하고 어떠한 계획도 세우지 않았기 때문이다. 어떤 사람들은 오늘 한 결심에 만족하고 계획은 내일 세우려고 한다. 계획 세우는 데 에너지를 쓴다고 해서 당신 몸의 에너지가 모두 빠져나가지는 않는다. 계획 세우는 일이 귀찮은 압력이라면 그 압력을 활용하여 긍정적인 결과를 생산해 보자.

계획을 세울 수 있는 기회도 지금이다! 지금 바로 계획을 세워라. 구체적인 계획을 세우려면 그만큼 시간도 많이 걸리고, 문제 해결 방법을 다양하게 알고 있어야 하므로 당신 머릿속에 있는 지식도 풍부해야 할 것이다.

주위 사람들이 "치료를 잘 해라"라고 얘기해 줄 수는 있겠지만 당신을 위하여 구체적인 계획을 짜주지는 않는다. 그러므로 당신이 지금, 직접 탈모를 막을 방법을 어떻게 실천할 것인지 골몰하라. 이 기회를 놓치면 당신은 평생 탈모로 고통받을 수도 있다.

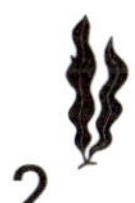

Chapter 2

눈으로 확인하고 글로 기록하라!

계획은 구체적이고 현실적으로

자, 이제 당신은 어느 정도 자신의 모습을 변화시켜야 하는 이유도 알았고, 자신에게 닥친 불운을 행운의 기회로 삼아야 성공한다는 사실도 깨달았으며, 긍정적인 압력을 감당할 의지도 가졌다. 그래서 계획을 잡고 실천하기 위해 이 페이지를 펼쳐 들었을 것이다. 지금 머릿속에 무슨 계획을 세우고 있는가? 당신은 정말로 그 계획을 실천에 옮길 준비가 끝났는가?

잠시 생각을 멈추고 생각만으로 계획한 것들을 종이에 적어

보도록 하자. 그런데 무엇인가가 이상하다고 생각했을 때는 거창했는데 써놓고 보니 보잘 것 없다. 당신은 적잖이 김이 샐 것이다. 생각 외로 간단하네! 이것만 실천에 옮기면 된다는 말이지? 당신은 콧노래를 흥얼거리며 거울 앞에 계획을 적은 종이를 붙였다.

"하루에 빠지는 머리카락을 80가닥 이하로 줄이기"

무엇이 문제인지 발견했는가? 위의 항목은 계획이 아니라 목표이다. 우리는 보통 계획을 세우라고 하면 목표를 설정해놓고 계획으로 착각하는 경우가 대부분이다. 진짜 계획은 이제부터다. 그럼 위의 목표를 향한 구체적인 계획을 세우기 위해 무엇을 정해야 할까? 왜 80가닥이 기준인가? 어떻게 줄일 것인가? 기간은 얼마나 걸리는지 계산했는가? 성공적으로 실천하려면 세심한 계획이 먼저 필요하다. 계획이 구체적이지 못하면 실천할 수 있는 방법을 찾기 어렵다. 위의 목표를 달성할 다음과 같은 계획은 어떨까?

"매일 2리터의 물을 마신다"

그런데 위의 계획은 목적도 방향도 예상할 수 있는 결과도 없어서 실패작이다. 이 계획으로는 3일 이상 버티기 힘들다. 하루

하루 머리카락 수를 셀 때마다 줄어들지 않는 개수에 실망할 것이 불을 보듯 뻔하기 때문이다. 왜? 2리터의 물을 매일 마신다고 해서 탈모를 예방할 수 있는 것은 아니기 때문이다.

생활 속에서 탈모를 예방하는 방법에는 식이요법뿐만 아니라 습관과 정신요법까지 포함된다는 것을 잊지 말아야 한다. 그렇다면 탈모를 예방하기 위해 혹은 탈모증을 치료하기 위해 내가 집에서 실천할 수 있는 모든 방법을 동원해야 할 것이다.

자신감이 이루는 100%의 결과

모든 방법을 동원하여 계획을 세웠다면 무엇보다 자신감을 가지고 실천하는 일에 몰두해 보자. 자신감을 가질 수 있는 방법 한 가지는 완벽이라는 생각 자체를 잊어버리는 것이다. 세상에 완벽한 것은 아무것도 없다. 완벽을 쫓는 것은 환상에 불과할지도 모른다. 완벽해지려고 노력하다 계획을 실천하는 중간에 완벽하지 못한 상황이 벌어지면 당신은 자신의 능력이 부족하고 자신감이 없는 것처럼 느껴질 것이다. 이것은 당신이 바라는 것이 아니지 않는가?

경기를 잘 이끌어가다가 실수를 범한 축구 선수가 있다고 가정해 보자. 그는 상대팀이 골을 넣기 위해 찬 공을 막으려다 그만 실수를 범하여 상대팀에게 바나나킥 기회를 선사하고 말았다. 상황이 이렇게 되니 그렇게 자신만만하던 그 선수는 몇 초 사이에 불안해지고 무력해질 수밖에 없다. 일초라도 빨리 그 자신감을 회복하지 못하면 그는 금세 슬럼프에 빠지게 될 것이다. 그럼 그는 이제 이기기 위해서가 아니라 '지지 않기 위해서' 경기를 할 수밖에 없다.

뛰어난 기량을 발휘하기 위해 운동선수만이 강력한 자신감을 지녀야 하는 것은 아니다. 영화배우, 예술가, 기업가 등 우리 모두는 자신감과 긍정적인 사고방식을 바탕으로 활동할 때만 최고의 기량을 발휘하게 된다. 실제로 성공한 사람들의 예를 봐도 그들에게서 자신감을 빼면 그들의 성공을 도와준 모든 것, 재능, 추진력, 활력, 판단력, 통찰력 등도 빼앗긴 것이나 마찬가지인 셈이다.

반면에 노력은 하고 있지만 자신감이 없는 사람들에게 자신감을 불어넣어 주면 신속하게 효과가 나타나는 것을 볼 수 있다. 자신감을 갖게 되면 설사 일이 제대로 되고 있지 않을 때에도 힘을 잃지 않을 수 있다. 곧 자신감이란 자신을 믿는 힘이 되어 당신이 일을 추진하는 데에 원동력이 되는 것이다.

완벽할 수는 없지만 완벽에 가까워지려고 노력할 수는 있다. 그 노력은 끊이지 않고 지속적이어야 한다. 노력을 지속적으로 유지시켜주는 힘은 자신감에서 나온다. 단숨에, 하루 만에 어떠한 결과를 보고자 한다면 순발력을 길러야 하겠지만, 우리가 원하는 것은 하루하루 조금씩 발전하는 당신의 모습과 마침내 목표를 이룬 100% 완벽에 가까운 결과이다. 당신에게 지금 필요한 것은 그것을 가능하게 해줄 자신감이다.

정확하게 측정하고 메모하라!

다시 아까 설정한 목표와 계획으로 돌아가자. 자신감으로 무장한 당신은 이제 두려울 것이 없다. 이제는 당신의 꾸미지 않은 모습을 솔직하게 드러내는 일이 어색하지 않을 것이다. 계획을 설정함에 있어 가장 중요한 것은 자신의 현재 모습을 있는 그대로 인정하는 일이다. 현재의 모습을 잘 모르면 과거에 대한

목적	탈모증 초기 단계를 벗어나자!
목표	세 달 동안 머리카락이 빠진 부분을 $0.5cm^2$ 줄인다!
단기 계획 (4주)	• 식이요법의 변화 : 커피 대신 녹차를 하루에 한 잔 마신다. • 생활습관의 변화 : 하루에 한 번, 저녁에 머리를 감고 완벽하게 말린 후 잠자리에 든다. • 정신요법 : 스트레스가 쌓일 때 글로 적어서 푼다.

반성도 부정확하고 미래에 대한 계획도 불확실하다. 자신에게 솔직하지 못하면 당신은 문제를 해결할 어떤 결정도 내리기 힘들어진다.

지금 현재의 상태가 과거의 어떤 습관이나 환경 때문에 이루어진 것인지 면밀히 반성하고 계획을 세우는 데에 기준을 삼자. 그리고 그 계획의 진행을 항상 점검하는 과정이 필요하다. 목표와 목적 그리고 계획을 다시 한번 세워보자.

샘플로 보여주기 위해 단편적인 계획을 예로 들었다. 단기 계획은 하나씩 실천 항목이 늘어갈 것이다. 그만큼 많은 해결 방법을 알고 있어야 한다. 그리고 현실적으로 실천 가능하도록 시기와 양을 정해야 한다.

그리고 그 과정마다 필요한 것은 측정과 기록 그리고 관리이다. 이 책에서 관리가 가능하도록 '득모 관리 일지'를 마련했다. 이 관리 일지를 통해 자신의 상태에 얼마나 변화가 있는지 또한 실천은 잘 이루어지고 있는지 효과적으로 관리하면 생각만으로 계획을 세웠을 때보다 효과를 톡톡히 볼 것이다.

득 모 관 리 일 지

<table>
<tr><td>Z번째 주 Z일째</td><td>ZOO7년 IO월 I일 월요일 날씨 ☂</td></tr>
</table>

오늘 먹은 머리카락 건강에 좋은 음식

달걀 노른자를 먹었다.
콜레스테롤 때문에 먹지 않았
었는데, 반숙하면 콜레스테롤
없이 먹을 수 있다고 한다.

기분 좋았던 일

결제서류 무난히 통과!

오늘 먹은 머리카락 건강에 나쁜 음식

시원한 콜라를 마셨다.
원래 음료수를 먹고 싶어서 냉
장고를 열었더니 콜라 밖에 없
었다. 물 먹는 습관을 들여야
하는데…

스트레스 받은 일

버스가 너무 늦게 와서 제대로
지각을 했다. 버스에다 우산까
지 놓고 내렸다.

빠진 머리카락 개수

점심시간까지
셌는데…그만.
52가닥?

총 평가

65점

득모 다이어리

두피에 좋다는 샴푸 발견
가격을 알아봐야겠다.

득 모 관 리 일 지

| 번째 주 일째 | 년 월 일 요일 날씨 |

오늘 먹은 머리카락 건강에 좋은 음식

오늘 먹은 머리카락 건강에 나쁜 음식

기분 좋았던 일

스트레스 받은 일

빠진 머리카락 개수

총 평가

득모 다이어리

＊오늘 하루, 득모 일지 쓰기를 연습해 보세요!

Chapter 3

상호 작용 법칙

당신이 결심한 삶의 변화를 실현하기 위해서 다른 사람의 도움이 필요할 때도 있다. 다른 사람으로부터 도움을 받을 수 있는 가장 좋은 방법은 바로 남을 도와주는 일이다. 일명 '상호작용의 법칙'을 실천하는 것이다.

이 법칙은 사실 많은 사람들이 잘 알고 있는 '법칙'이지만 익숙하지는 않다. 하지만 이 법칙은 모든 사회생활의 중심을 이루는 것이므로 자신의 잠재력을 실현하는 데 이 법칙을 활용하면 효과적일 것이다.

물론 사회생활이나 직장생활을 하면서 내가 남을 도와준 만큼의 보답을 받지 못하는 경우도 비일비재하다. 돌려받아야 하는 보답이 내가 베푼 것의 두 배, 세 배, 심지어는 열 배가 되어야 함에도 불구하고 말이다. 그러나 남을 도와주고 받는 보답에 대해서는 일부러 관심을 갖지 않으려고 하며 앞으로도 그럴 것이다. 도움에 대한 보답은 만족, 자랑스러움, 즐거움, 성취감, 우정, 자존심, 활력 등 여러 가지 형태로 자동적으로 이루어질 수 있기 때문이다.

상호작용에 관한 이 일반 법칙을 자신을 위해 이용할 수 있는 방법은 많다. 당신의 탈모증이 많이 치유되었다는 것을 함께 기뻐해 줄 사람을 만난다면 좀 더 탈모증을 고쳐야겠다는 동기부여를 받을 것이다. 생전 처음 만난 사람이 당신의 탈모증을 알아차렸을 경우 그 사람이 좋은 병원이나 치료 방법을 알고 있을 수도 있다.

20대 나이에 탈모증을 경험한 여성(1부 사례)의 경우 처음엔 사실을 숨기고 사람들을 당당하지 못하게 대하다가, 사람들에게 공개하고 나서 오히려 자신감을 얻었다. 그 여성은 아마도 자신과 비슷한 고민을 가졌거나 고통을 당하는 사람을 만나면 자신이 도움을 받았듯이 그 사람에게 도움을 주려고 노력할 것이다.

다른 사람과 나의 상호작용이란 이렇듯 교감하는 것이다. 내가 베풀고자 하는 마음을 가지고 상대를 대하면 어느새 상대도 나에게 베푸는 것이 생긴다. 당신이 베풀 대상이 한 사람일 수도 있고 봉사단체일 수도 있으며 종교집단일 수도 있다. 베푸는 방식도 다양하다. 직접 몸으로 허드렛일을 도울 수도 있고, 가지고 있는 돈을 나누어 베풀 수도 있다. 아니면 자신이 가진 지식적 능력을 발휘하여 전문적으로 도움을 줄 수도 있다. 중요한 것은 베풀되 그 대가로 무엇인가를 바라지 않는 것이다.

다른 사람의 삶을 위하여 내 자신이 중요한 일을 했다는 사실만큼 보람된 일은 없다. 아마도 많은 사람들이 당신을 지도자로 인정할 것이며 가족, 친구 등 많은 사람들의 존경의 대상이 될 것이다. 그래서 당신이 어떤 역경을 딛고 일어섰을 때, 그들은 당신을 통하여 희망을 볼 것이다.

당신에게는 당신만이 가진 힘이 있다. 그 힘은 다른 사람들을 감동시키는 힘이다. 그러면 다른 사람들 역시 당신을 감동시킬 힘을 얻고 그러한 상호작용을 통해 더 큰 발전을 이룰 수 있다.

6

머리카락을 찾은 사람들

건강해진다는 것은 정말 신나는 일입니다. 이제는 머뭇거리지 말고 적극적으로 자신의 머리카락을 사랑해야겠습니다.

여기, 그 기쁨을 누린 사람들의 이야기를 소개합니다.

Chapter 1

30대 초기 탈모 극복

신입사원 '김부장'
−33세 남성, 무역회사 회사원

영일 씨는 20대 후반부터 갖은 고생을 해왔습니다. 부모님께서 일찍 돌아가시고 아는 친척도 별로 없어서 등록금을 스스로 벌어 가까스로 대학을 졸업할 수 있었습니다. 그래도 똑똑하고 생활 능력이 강했던 영일 씨는 어려운 일이 있을 때마다 잘 극복하여 나름대로 행복한 인생을 살고 있다고 생각하곤 했습니다.

영일 씨는 갖은 고생 끝에 31세의 나이에 기어이 원하는 회사에 입사를 했습니다. 그가 남들이 모두 부러워하는 그 회사를 들어가기까지 한 고생은 이루 말할 수 없었습니다. 이제 그는 이 회사에서 자신의 꿈을 펼치며 행복을 느낄 수 있게 되었습니다.

그런데 한 가지 고민이 생겼습니다. 영일 씨는 요즘 회사에서 '김 부장'으로 불리고 있습니다. 직급이 승진해서가 아니라 탈모로 인해 나이가 들어보여서 얻은 별명입니다. 1년 전부터 머리가 가늘어지고 심하게 빠져서 숱이 적어졌는데 처음에는 별일 아니라고 생각했습니다. 그런데 하루하루 빠지는 머리카락 수가 점점 더 늘더니 6개월 전부터는 주변 사람들도 눈치 챌 만큼 머리카락이 빠진 자리가 훤히 드러나기 시작한 것입니다. 병원을 찾는 영일 씨는 회사 일에 빠져 잠도 불규칙하고 스트레스도 많이 받고 있다고 했습니다. 더 빨리 병원에 오고 싶었지만 너무 바빠서 시간 내기가 힘들었다고 합니다.

잠깐!

닥터 클리닉

남성형 탈모증을 악화시키는 요인으로는 만성 소모성 질환, 대사 장애, 내분비 질환, 스트레스, 환경의 변화, 수술 및 약물치료 등이 있습니다. 영일 씨의 경우 앞머리부터 탈모가 시작되었습니다. 모낭검사를 해본 결과 단위면적당 개수도 적고, 굵기도 가늘었습니다. 환자가 다른 질환이 있어 탈모가 진행된 것인지 알아보기 위해 혈액검사를 시행하였는데 남성 호르몬 수치가 정상에 비해 상승되어 있었습니다. 또한 영일 씨의 아버지, 큰아버지 등 친가에 남성형 탈모증의 가족력이 있었습니다. 두피에 피지 분비가 많았으며 지루 피부염으로 보이는 증상도 보였습니다.

영일 씨는 6개월 동안 미국 FDA에서 승인된 남성형 탈모증의 약물제제인 피나스테라이드 1mg을 복용하도록 하고 미녹시딜을 처방하여 바르도록 했습니다. 이 두 약제 모두 모발이 가늘어지는 것을 방지하며, 머리카락의 조밀도를 증가시키는 효과가 있습니다.

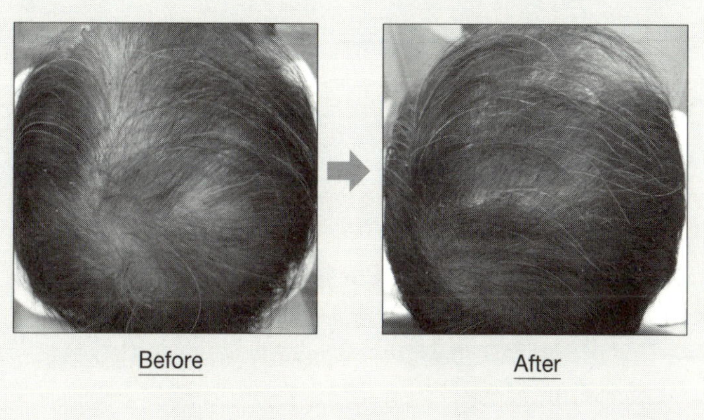

교장선생님 오신다

-32세 남성, 펀드매니저

펀드매니저인 경석 씨는 초등학교 동창모임에 나갔다가 큰 충격을 받았습니다. 업무로 바빠서 모임에 늦게 나갔다가 친구들이

‘교장선생님 오신다’며 놀려서 무척 난감했었습니다. 슬며시 빠져나온 후 화장실 거울을 보며, 무엇이 자기를 교장선생님으로 보이게 했는지 찾아보았습니다.

30대 들어 조금씩 빠지던 머리카락이 어느새 머리위, 두정부가 도너츠처럼 비워져 있었습니다. 이제 겨우 30대인데 벌써 대머리가 되려고 하다니. 나이듦에 민감한 경석 씨는 다음날, 모든 일을 중단하고 우선 모발전문 피부과를 찾아서 정확한 진단과 처방을 받았습니다.

이후 규칙적인 생활을 하도록 권유받았습니다. 7시간 정도의 수면을 꼭 취하고, 담배도 2갑에서 반 갑 정도로 줄였고, 피부과에서 받은 처방대로 매일 약을 복용하고 바르고 잘 감도록 하였습니다. 3개월이 지나면서 호전되는 것을 느꼈으며, 6개월이 지나니까 주위 동료들이 머리위가 보이지 않는다고 머리 위를 자세히 보려고 할 정도였습니다. 현재 2년이 지나 새로난 모발들은 잘 유지되고 있으며, 처음 경석 씨를 만나는 사람들은 탈모인지 잘 모를 정도입니다. 경석 씨는 앞으로 담배도 끊고, 술도 줄여서 건강에 더 신경쓸 생각입니다.

닥터 클리닉

남성형 탈모증의 치료와 예방에는 수술요법과 약물치료가 있습니다. 어떤 치료방법을 선택할 것인가는 환자의 나이, 탈모 진행 상태 등을 고려한 후 환자의 특성에 맞는 효과적인 치료방법을 선택해야 합니다. 현재 남성형 탈모증에는 프로페시아(Propecia)와 미녹시딜(Minoxidil)만이 미국 식품의약국(FDA)에서 인정을 받은 탈모 치료제입니다.

약물요법은 비록 효과가 있더라도 사용을 중단하면 치료하기 이전의 대머리 상태로 진행해 버리는 단점이 있습니다. 즉 효과를 유지하려면 지속적으로 사용해야 하며 최소한 6 개월 정도는 사용해야 치료 효과를 판정할 수 있습니다. 또 정수리 탈모에는 효과가 있고 앞머리에는 큰 효과가 없습니다.

반면 모발이식술은 영구적인 치료방법이지만 나이가 어린 10대 후반 20대의 대머리 환자에는 적합하지 않은 경우가 있으며 이러한 경우에는 약물 치료를 하면서 탈모의 진행을 막아주는 것이 좋습니다. 모발이식수술과 약물치료는 상호 보완적인 치료 방법입니다. 두 가지 치료를 병행하는 것과 각각의 치료 방법을 선택하는 것은 피부과전문의와 상담 후에 결정해야 합니다.

모발이식은 주로 탈모증에 시술되지만 탈모와 상관없이 이마가 넓은 사람들이 이마를 좁히기 위한 미용적인 수술방법으로도 좋은 효과를 기대할 수 있습니다. 실제로 병원을 찾는 사람들 중에는 탈모가 아니라 선천적으로 이마가 넓어 고민을 가지는 경우도 많습니다. 이러한 경우에는 탈모가 진행되는 대머리보다 훨씬 효과적으로 치료를 받을 수 있고, 한 번의 수술로 눈에 띄는 좋은 결과를 얻을 수 있습니다. 특히 수술로 넓은 이마를 좁히는 경우 흉터가 필연적으로 남는 단점이 있지만 모발이식은 흉터 없이 자신있게 예쁜 이마를 만들 수 있습니다.

또한 두피를 덮으며 모공을 막고 있는 불필요한 비듬, 노폐물, 각종 이물질, 피지 등을 제거하여 모발이 건강하게 자랄 수 있는 환경을 조성하고 탈모의 원인을 제거해 모발을 건강하게 가꿔주는 것이 중요합니다.

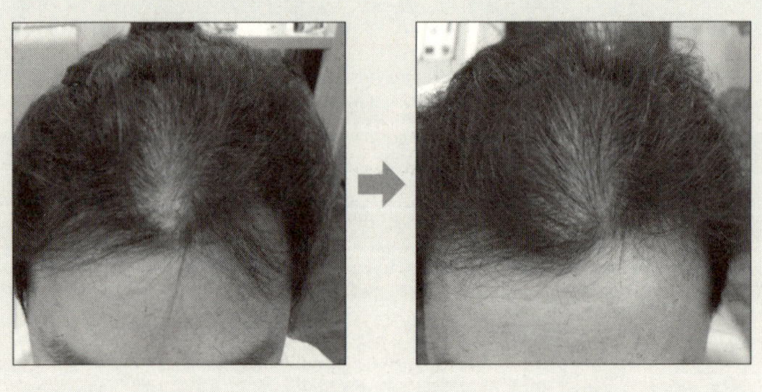

Chapter 2

40대 중반 이후 탈모 극복

40대의 비밀, 탈모

-41세, 남성, 골프 강사

민수 씨는 자신의 건강에 대한 의심이 없던 사람이었습니다. 어렸을 적부터 운동을 해왔고, 항상 부지런하게 움직였으며, 성인병을 예방하는 차원에서 식사도 채식 위주로 골라 먹었습니다. 그런데 비밀스런 고민이 한 가지 생겼습니다. 20대부터 머리가 잘 빠지기는 했어도 심한 것은 아니라서 신경을 안 썼는데, 30대 중반부터는 이마선과 머리의 경계가 희미해지고 정수리 부분까지 훤해졌습니다.

　원인을 알아보려 했지만 시원한 대답을 듣지 못했습니다. 그러면서도 왜 병원에 갈 생각을 하지 않았었는지 지금도 자신을 이해하지 못하겠다고 합니다.

　당황한 민수 씨는 부분 가발을 사서 가리고 다녔습니다. 처음엔 좀 불편했지만 곧 익숙해지자 가발을 즐겨 쓰고 치료할 생각은 하지 못했습니다. 그 이후부터 민수 씨는 사람들이 있을 때는 단 한번도 머리에서 가발을 벗지 않았습니다. 운동을 하는 직업을 가진 탓에 여럿이 샤워를 해야 할 때도, 심지어는 늦게 결혼한 아내 앞에서조차도 가발을 벗지 못했습니다. 그래서 그는 항상 아내가 잠든 것을 확인한 뒤에야 잠을 청하고, 아내가 깨어나기 전에 일어나 가발을 써야 하는 수고를 반복해야 했습니다. 그만큼 탈모는 그에게 심각한 고민거리였던 것입니다.

　하지만 언제까지 그렇게 살 수는 없었습니다. 자신이 세상을 당당하게 살기 위해서는 치료해야만 한다는 확신이 들자, 용기를 내어 피부과를 찾게 되었고 전문의 상담을 통해 약물치료와 함께 모발이식을 받게 되었습니다. 그 후 1년 2개월이 지난 지금 민수 씨의 머리카락 상태는 급격히 호전되어 이제는 아내 앞에서도 가발을 벗을 수 있게 되었습니다. 치료를 시작하고 나서는 아내보다 늦게 자고 먼저 일어나는 일도 없어졌다는 그는 이제야 사람들 앞에서 당당하게 행동할 수 있게 되었다며 기뻐합니다.

닥터 클리닉

국내에서 탈모증으로 고민하는 남성들만 300만 명 이상이라고 합니다. 이들 대부분은 탈모를 단지 유전이라 생각하여 치료를 포기하거나, 남모를 고민에만 쌓여 그 어떤 치료 방법도 택하지 못하고 있거나, 혹은 탈모에서 벗어나고자 노력하는 사람들일지라도 의학적으로 입증되지 않은 비과학적인 치료 방법에 의존하는 사람들이 많아 돈과 시간만 낭비하다가 탈모증을 더욱 악화시키는 경우가 많습니다.

우리가 생각하는 것 이상으로 탈모를 지닌 남성들의 고민은 심각합니다. 과거에는 중년 남성들에게서나 흔히 볼 수 있었던 증상이었지만 최근엔 20대 젊은 남성들의 탈모가 늘어남에 따라 이들이 사회적으로 받고 있는 불이익이나 고통을 생각하면 이는 개인적인 문제만이 아닌 사회적으로도 심각한 문제가 아닐 수 없습니다.

탈모증 초기에는 약물 치료만으로도 충분한 경우가 많지만 탈모 증세가 심하게 진행된 경우는 민수 씨와 마찬가지로 이러한 약물치료와 함께 모발이식술을 함께 행하기도 합니다. 모발 이식술은 약물 치료에 비해 보다 근원적인 치료라고 할 수 있으며, 특히 앞머리선을 유지시키기 위해 좋은 방법이 될 수 있습니다. 가발에 비해서는 밀도가 좀 떨어지지만 보다 자연스러운 머리카락을 유지할 수 있는 장점 때문에 사람들이 선호합니다.

민수 씨, 한 번의 모발 이식으로 모든 탈모 치료가 끝난 것은 아닙니다. 이제 시작이라는 각오로 꾸준히 관리하고 힘들게 얻은 새로운 모습을 계속 유지하시기 바랍니다.

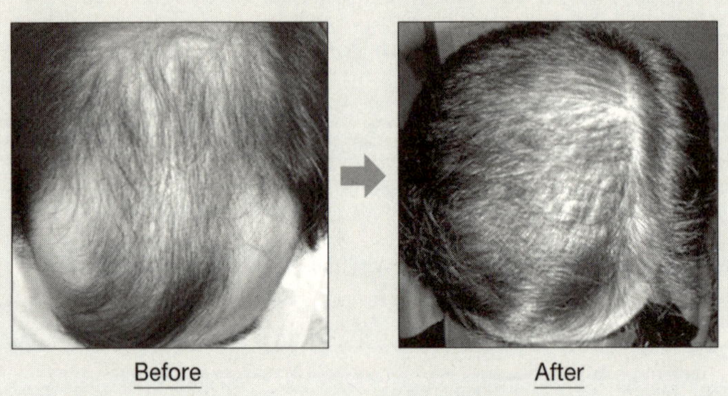

Chapter 3

원형탈모증 극복

나도 머리를 묶고 싶어요
-15세 여성, 학생

선희 씨는 초등학교 4학년 때부터 전신탈모증이 생겼습니다. 이유는 확실히 알 수가 없었다고 합니다. 그 이후 치료를 받기 전까지 항상 가발을 쓰고 다녔다고 합니다. 혹시라도 가발이 벗겨질까봐 체육시간에도 항상 열외였고, 빠져 있는 눈썹을 감추기 위해 항상 눈 위까지 가발을 썼습니다.

초등학교 4학년 여름, 처음 탈모 증상을 발견했습니다. 동전만한 크기의 두피가 보이기 시작한 것입니다. 탈모에 대해 잘 몰랐던 선희 씨와 가족들은 별로 대수롭지 않게 생각했는데, 낫고 다시 빠지는 과정을 반복하더니 급기야 머리카락의 대부분이 빠지기 시작해 눈썹까지 빠지게 되었다고 합니다. 동전만한 탈모가 처음으로 생겼을 때에는 바로 병원에 찾아가서 머리에 주사도 맞고 약도 바르고 치료를 했는데, 머리가 새로 자라나는 것 같아서 소홀히 했더니 어느 순간 전체적 탈모가 되어버렸습니다. 빠진 머리를 보고 계속 치료를 받을 걸 하는 후회를 하기도 했습니다.

그 후 계속 가발에 의지하다가 혹시나 하는 마음으로 병원을 찾았습니다. 몸에 다른 이상은 없는지 피검사도 하고, 가발을 벗기는 싫었지만 가발 벗고 사진도 찍고, 면역치료를 위해 6개월 동안 약을 머리에 발라봤지만, 선희 씨에게는 별로 효과가 없었습니다. 그래서 치료 방법을 바꾸어 먹는 약으로 치료하기로 했습니다. 그리고 약을 복용한 지 2개월이 지나자 뽀송뽀송한 솜털이 머리에 자라나기 시작했고, 5개월이 지나자 전체적으로 머리카락이 대부분 자라서 가발을 벗을 수 있었습니다. 아직 일부분 덜 자란 곳도 있고 일부분 새로 생기는 곳도 있지만, 군데군데 머리가 빠진 곳은 예전처럼 주사를 맞고 약을 바르면서 지내고 있습니다. 지금은 가발을 벗어던진 것만으로도 행복해 합니다.

닥터 클리닉

원형탈모증이 생기면 정신적인 스트레스 역시 많이 받을 수 있는 병입니다. 원형탈모증의 원인으로 스트레스가 거론되고 있지만, 원인뿐 아니라 결과로도 스트레스를 일으킬 수 있는 것입니다. 때에 따라서는 정신과적인 상담이 필요한 경우도 생기게 됩니다. 원형탈모증은 전두탈모증 또는 전신탈모증처럼 심하게 진행될 가능성이 높은 경우는 어린 나이에 발생한 경우, 재발이 잦은 경우, 사행성 탈모라고 해서 귀 뒤부터 목덜미 아래까지 있는 부위에 탈모가 생기는 경우로 주의를 해야 하고 병원에 주기적으로 방문해서 상담을 하는 것이 좋습니다.

면역치료는 평소에 일상생활 동안에는 별로 접할 일이 없는 면역물질을 묽게 희석해서 직접 머리에 바르는 방법으로 면역세포들을 조절해서 원형탈모를 치료하는 방법입니다. 다시 머리가 자라나는 데는 많은 시간이 필요하며, 때에 따라서는 1년이 지나도 머리가 나오지 않는 경우도 있습니다.

먹는 약으로 치료하는 방법은 최근 많이 사용되는 방법으로 적은 양의 스테로이드 호르몬이나 면역억제제를 사용하는 방법입니다. 스테로이드 호르몬은 장기간 복용을 할 경우 뼈가 약해지거나 살이 찌거나 얼굴이 붓고, 생리불순, 위염 등의 부작용이 생길 수 있으므로 반드시 담당의가 지시하는 용량, 용법대로 복용하는 것이 중요하며 조그마한 불편함이라도 다 얘기를 해서

용량을 지속적으로 조절해야 합니다.

면역억제제는 신장이식환자들이 이식 후 거부반응을 줄이기 위해 개발되어 사용된 약들로 피부과에서는 건선, 아토피 피부염과 같은 만성피부염에서 그동안 많이 사용해 왔습니다. 전두탈모증 또는 전신탈모증인 경우에는 다행히 보험적용을 받는 약이기도 해, 최근에는 그 사용이 점점 늘어가고 있는 추세입니다. 하지만 이 약은 고혈압, 신장 기능 저하, 다모증(털이 과하게 많이 나는 증상) 등이 나타날 수가 있어서 항상 혈압을 체크하고 주기적으로 피검사를 하는 것이 좋습니다.

현재까지의 의술로 원형탈모증의 재발을 막는 방법은 아직까지 없으며, 전두탈모 또는 전신탈모증으로 발전한 경우에는 다 나은 다음에도 주기적으로 병원을 방문하는 것이 좋습니다.

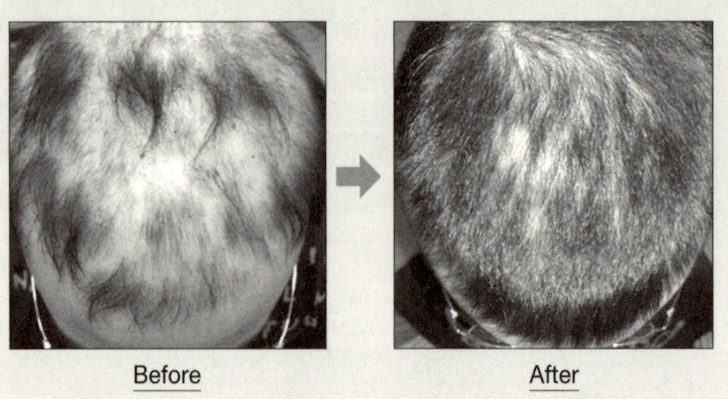

이유 없이 빠진 머리카락

−20세 여성, 학생

현재 대학생인 강모양은 고2학년 때 갑자기 머리카락이 빠지기 시작하다, 2달만에 머리위 전부와 눈썹까지 빠지게 되어 모발전문 피부과를 찾게 되었습니다. 진단은 전신 탈모증으로 음모까지 진행되어 빠지게 되었습니다. 평소 공부를 잘해 항상 1등을 하다가 성적이 좀 떨어진 경우가 있었는데, 그 후 스트레스가 극심해져 머리카락도 빠지게 되고, 정신과 상담도 받게되었습니다. 추후 2년간 규칙적인 외래 통원 치료와 약물 치료로 증상이 나아졌고 대학교 신입생 환영회에는 가발을 쓰지 않고 나갈 수 있었습니다. 현재에도 조금씩 원형 탈모가 발생하기는 하지만 큰 문제 없이 생활하고 있습니다.

☀ 잠깐!

닥터 클리닉

원형 탈모증의 원인은 아직도 불확실하지만 유전적 소인과 정신적인 스트레스가 영향을 미친다고 믿어집니다. 보통 자기도 모르는 사이에 직경 1cm내지 5cm의 경계가 명확한 원형 또는 난원형의 탈모가 발생하는데, 두피에 보통 나타나지만 수염, 눈썹,

음모, 겨드랑이 털 등에도 나타날 수 있습니다. 탈모증이 나타나는 부위에는 수개의 휴지기 모발이 남아 있기도 하며 그 부위 표면이 주위 정상 부위보다 약간 함몰되어 있습니다. 회복되는 모발은 처음에 솜털 같고 연 한색으로 보이나 다음에 굵고 진한 색깔의 성숙한 모발로 대치됩니다. 또한 회복되는 모발이 백모의 형태를 띠기도 하며 백모의 성장 속도가 다른 털의 성장 속도보다 빠르게 나타나기도 합니다. 백모는 대개 진한 색깔의 모발로 대체되나 수년간 백모 상태로 지속되기도 한다. 어떤 환자들은 원형 탈모증이 진행되어 전두탈모증이나 전신 탈모증으로 진행되기도 합니다.

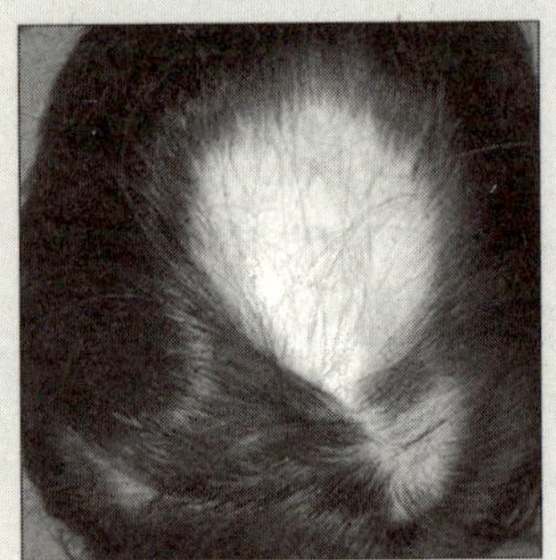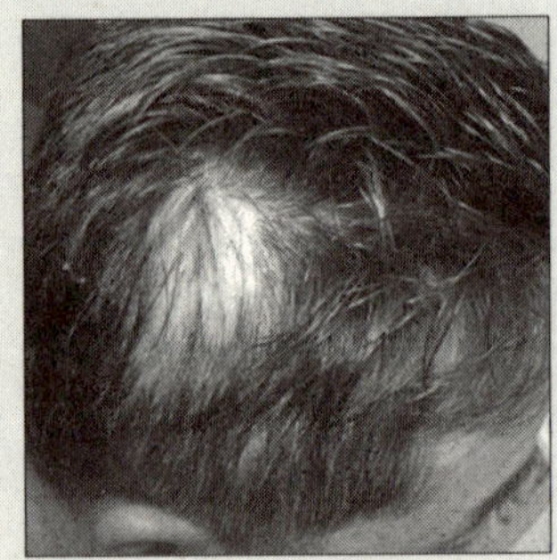

<u>원형 탈모증의 예</u>

Chapter 4

여성 초기 탈모 극복

살과 머리카락이 같이 빠지다
—29세 여성, 주부

은정 씨는 남들보다 조금 일찍 결혼한 경우입니다. 은정 씨의 친구들은 모두 나이 30이 넘어서 결혼을 했는데, 은정 씨는 26세 나이에 결혼을 하여 첫 아이가 벌써 초등학교에 입학할 나이가 되었습니다.

2년 전 어느 날 친구들을 만난 은정 씨는 알게 모르게 친구들과 자신이 다르다는 것을 느꼈다고 합니다. 친구들은 아직 결혼을 안 하고 사회에서 활동을 하는 직장인으로서 어딘가 모르게 당당해 보이고 자신의 몸 관리도 잘 하고 있는 것 같았답니다. 그런데 자신은 이미 퍼질 대로 퍼진 아줌마가 되어 있더랍니다. 이대로는 안 되겠다고 느낀 은정 씨는 혹독한 다이어트를 시작했습니다.

원 푸드 다이어트, 황제 다이어트, 은정 씨는 최근 1년 동안 체중 감량을 위해 온갖 다이어트 방법을 시도했습니다. 한 가지 방법으로 효과가 없다고 느끼면 다른 방법으로 다이어트에 박차를 가했습니다. 그랬더니 6개월 정도가 지나자 차츰 효과가 나타났습니다. 얼굴 살이 빠지기 시작하더니 어깨, 허리, 엉덩이 등 차츰차츰 살이 빠지는 것이었습니다. 신이 난 은정 씨는 더욱 다이어트에 매진했습니다.

그런데 다이어트를 시작한 지 8개월 정도 지난 어느 날, 아침에 무심결에 머리를 만졌는데 머리카락이 세 네 가닥 정도가 손에 잡히는 것이었습니다. 당황한 은정 씨의 눈에는 베개 위에 이리저리 널린 머리카락도 보였습니다. 처음엔 일시적이려니 했는데 급기야 머리카락을 한 번 쓸어내린 빗에 엉킨 머리카락 한 웅큼을 보고 심각성을 깨닫게 되었고 병원을 방문하였습니다.

닥터 클리닉

은정 씨는 머리 앞부분의 머리카락이 전반적으로 가늘고, 중앙부의 머리카락이 많이 빠져 있는 상태였으나 머리 경계선은 유지되어 있었습니다. 원인 검사를 위해 혈액검사를 하여 남성 호르몬, 갑상선 호르몬의 변화 및 다른 전신질환이 없는지 평가했지만 별다른 소견이 없었습니다. 환자의 헤모글로빈 수치도 낮고 저장 철(Ferritin)의 양도 적어서 철분 제재를 복용하기 시작하였습니다. 또한 최근 2년간의 다이어트를 통한 영양결핍을 바로 잡기 위해 규칙적인 식사와 종합비타민제 복용을 권유하였습니다. 그 결과 빈혈 및 영양불균형이 해소되었으며, 미녹시딜의 사용으로 6개월이 지난 현재 탈모증이 호전되고 있습니다. 이외에도 케라틴이 주성분인 판토가*Pantogar*가 10여 년 전부터 유럽에서 여성형 탈모증과 손, 발톱질환에 효과가 확인되어 많이 사용되고 있는데, 이 환자의 경우 더 이상 호전이 보이지 않을 경우 병행하여 사용해 볼 계획입니다.

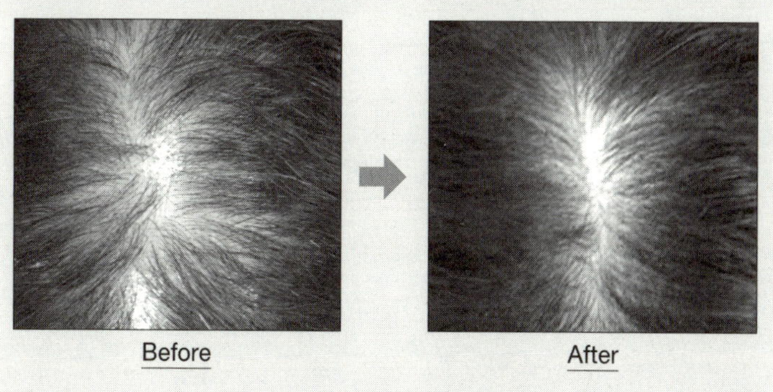

안드로겐성 여성형 탈모증
—28세 여성, 주부

첫 아이를 낳은 20대 후반 신모씨는 머리를 손으로 가볍게 훑어도 한 움큼씩 빠지는 머리카락 때문에 고민에 빠졌습니다. 처음에는 모유 수유를 하면서 영양분을 아이에게 주기 때문이라고 생각했는데 점점 심해져, 스트레스 가중되었습니다. 친정 어머니가 "아이 낳고 나면 다 그렇게 빠진다" 며 다독거려 주었지만 8개월이 지났을 때 더 심해져서 모발전문 피부과를 찾았습니다. 진단 결과, 출산후 오는 휴지기 탈모증이 아니라, 엄마, 이모, 언니 모두가 가지고 있는 안드로겐성 여성형 탈모증이었습니다. 피부과에서 약물치료 후 빠진 모발의 상당 부분이 1년이 지난 현재 회복이 되고 있으며, 둘째 아이를 가질 준비를 하고 있습니다.

잠깐!

닥터 클리닉

여성형 탈모증의 형태는 남성형 탈모증과는 달리 헤어라인은 남으면서 그 테두리 안에서 탈모가 진행되어 머리숱이 적어집니다. 다시 말하면, 남성형 탈모증은 굵은 성모가 잔털로 변하여 나중에는 이 잔털마저 없어지는데 비하여 여성의 경우는 성모가 가는 연모화한 상태에서 더 진행하지 않는 것이 특징으로서 말하자면 머리가 빠진다기 보다 가늘어지는 경우가 많습니다. 이 같은 변화는 남성형 탈모증처럼 앞머리와 정수리에서 나타납니다. 앞머리가 동그란 모양으로 탈모가 되므로 가끔 원형 탈모로 오해하는 수도 있습니다. 여성형 탈모증 역시 가족력을 가지며, 즉 친가나 외가에 대머리의 가족력이 있는 경우가 많습니다. 특히, 외가 쪽 유전이 중요하여, 어머니나 이모, 외할머니, 언니 등이 여성형 탈모증을 가지고 있는 경우가 많습니다. 대개 20대부터 진행이 서서히 되나 30대 출산 후 속도가 빨라지는 경우가 많습니다.

남성형 탈모증과 비슷하게 유전하며 나이가 들수록 점진적인 탈모가 일어나나 남자와는 달리 일정한 형태가 없이 머리 전체적으로 탈모가 일어납니다. 일반적으로 25세에서 30세부터 나타나며, 모발이 점차적으로 가늘고 짧아지면서 가르마 부위가 엷어지는 것을 느끼면서 알게 됩니다.

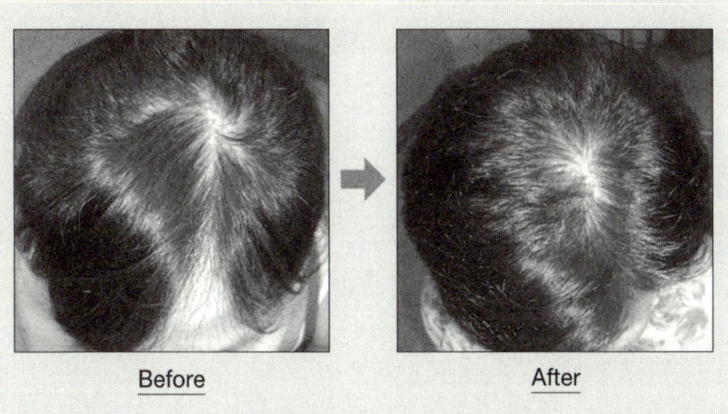

부록

득모 관리 일지

득모 관리 일지 쓰기

‘득모 관리 일지’는 탈모를 예방하고 극복하기 위해 쓰는 일기이다. 그러므로 내용은 오로지 탈모와 관련하여 채워진다. 일기를 써 본지 너무나 오래 되어 매일 이 일지를 쓰는 일이 어려울 수도 있다. 아니면 잊어버리고 쓰지 않는 날들이 더 많을 수도 있다.

하지만 당신의 머리카락을 한 가닥이라도 보호할 수 있다면 당신의 의지로 나태함을 이겨낼 수 있다. 여기에 제공하는 일지를 복사하여 한 달 간 시험적으로 적어 보자. 어느새 자신감을 가진 당신의 모습을 볼 수 있을 것이다.

득 모 관 리 일 지

<table>
<tr><td>2번째 주 2일째</td><td>2007년 10월 1일 월요일 날씨 비</td></tr>
</table>

오늘 먹은 머리카락 건강에 좋은 음식

달걀 노른자를 먹었다.
콜레스테롤 때문에 먹지 않았
었는데, 반숙하면 콜레스테롤
없이 먹을 수 있다고 된다.

오늘 먹은 머리카락 건강에 나쁜 음식

시원한 콜라를 마셨다.
원한 음료수를 먹고 싶어서 냉
장고를 열었더니 콜라 밖에 없
었다. 물 먹는 습관을 돌여야
하는데…

기분 좋았던 일

결재서류 무난히 통과!

스트레스 받은 일

버스가 너무 늦게 와서 제때로
지각을 했다. 버스에다 우산까
지 놓고 내렸다.

빠진 머리카락 개수

점심시간까지
셌는데… 그만.
52가닥?

총 평가

65점

득모 다이어리

두피에 좋다는 샴푸 발견.
가격을 알아봐야겠다.

득모 관리 일지의 예

득 모 관 리 일 지

| 번째 주 일째 | 년 월 일 요일 날씨 |

오늘 먹은 머리카락 건강에 좋은 음식

오늘 먹은 머리카락 건강에 나쁜 음식

기분 좋았던 일

스트레스 받은 일

빠진 머리카락 개수

총 평가

득모 다이어리

득 모 관 리 일 지

번째 주 일째 | 년 월 일 요일 날씨

오늘 먹은 머리카락 건강에 좋은 음식

기분 좋았던 일

오늘 먹은 머리카락 건강에 나쁜 음식

스트레스 받은 일

빠진 머리카락 개수

총 평가

득모 다이어리

지은이 소개

대표 지은이 **허창훈**

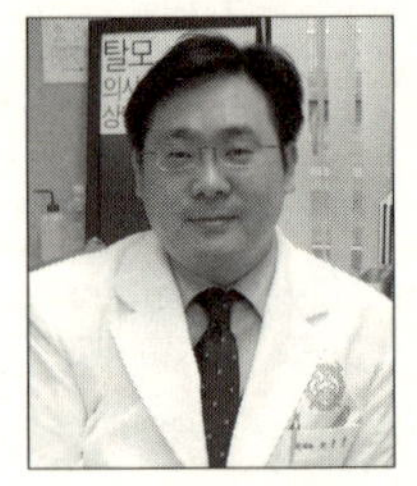

서울대학교 의과대학 및 대학원을 졸업했고 서울대학교병원 수련의, 전공의, 임상강사 과정을 거쳤다. 현재 분당서울대학교병원 피부과 교수로 탈모 및 두피 클리닉을 담당하고 있다. 또한 대한모발학회 재무이사를 비롯한 대한피부과학회 보험 및 상대가치위원회 위원, 대한 피부암학회 홍보 및 간행이사, 대한피부레이저학회 재무이사, 대한피부미용외과학회 이사 등 많은 국내 학회활동은 물론 미국 피부연구학회, 미국 피부외과학회, 미국 레이저의학회, 유럽 피부과학회, 세계 미용피부과학회, 뉴욕의학원 회원으로 활발한 해외 학회활동도 하고 있다. 더불어 KBS 비타민, MBC 동안클럽 등을 비롯한 방송 3사(KBS, MBC, SBS)와 EBS의 많은 방송 프로그램에 100여회 이상 출연했으며, 신문에 기사 도움을 주기도 했다.

※ 이 책에 수록된 그림과 사진은 '한미의학'에서 발간한 《두피 모발의 진단과 치료》(민복기 지음)에서 발췌하였습니다.

민복기

올포스킨 피부과그룹의 대표 원장으로 활동 중인 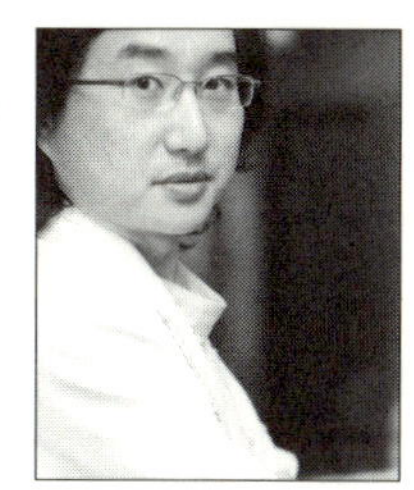
민복기 의학박사는 대한모발학회 교육이사, 대한피
부과의사회 교육이사, 경북의대 피부과 외래교수,
대한미용피부외과학회 보험이사, 보톨리눔 연구
소 학술이사로서,《Hair & Wrinkles Update》,《보
톡스시술법과 모발이식술》,《두피모발의 진단과
치료》외 12편의 책을 저술했다. 또한 지금까지 주름과 모발, 항노화 분야
탁월한 연구 업적과 새로운 모발이식술, 주름치료법 연구개발 등의 업적
으로 세계 3대 인명사전인 미국인명정보기관(ABI, American Biographical
Institute)과 국제인명센터(IBC)로부터 피부과학 분야(2006, 2007)의 세계적
권위자로 등재되었으며, 대한피부과학회 최우수논문상(1997) 외 14회
수상하였다.

김범준

영국피부과학회지와 미국피부과학회지의 초청평 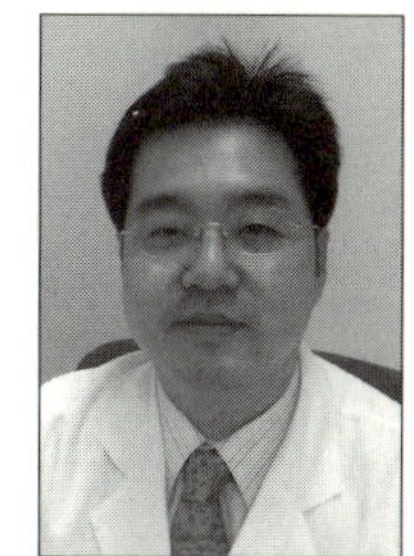
론위원이며, 미국전자교과서의 공동저자이다. 영
국 케임브리지 IBC로 부터 2007년 올해의 선도의학
자로 선정되었으며, 법원행정처 전문심리위원, 학
국학술진흥재단 심사위원 등으로 활동 중이며, 현
재 중앙대용산병원 피부과 조교수로 재직 중이다.

한언의 사명선언문

Since 3rd day of January, 1998

Our Mission - · 우리는 새로운 지식을 창출, 전파하여 전 인류가 이를 공유케 함으로써 인류문화의 발전과 행복에 이바지한다.

- · 우리는 끊임없이 학습하는 조직으로서 자신과 조직의 발전을 위해 쉼없이 노력하며, 궁극적으로는 세계적 컨텐츠 그룹을 지향한다.

- · 우리는 정신적, 물질적으로 최고 수준의 복지를 실현하기 위해 노력하며, 명실공히 초일류 사원들의 집합체로서 부끄럼없이 행동한다.

Our Vision 한언은 컨텐츠 기업의 선도적 성공모델이 된다.

저희 한언인들은 위와 같은 사명을 항상 가슴 속에 간직하고
좋은 책을 만들기 위해 최선을 다하고 있습니다.
독자 여러분의 아낌없는 충고와 격려를 부탁드립니다.
· 한언 가족 ·

HanEon′s Mission statement

Our Mission - · We create and broadcast new knowledge for the advancement and happiness of the whole human race.

- · We do our best to improve ourselves and the organization, with the ultimate goal of striving to be the best content group in the world.

- · We try to realize the highest quality of welfare system in both mental and physical ways and we behave in a manner that reflects our mission as proud members of HanEon Community.

Our Vision HanEon will be the leading Success Model of the content group.